# 失语症

## 实用训练手册

王如蜜　[日]铃木勉　田鸿◎主编

湖南科学技术出版社

# 《失语症实用训练手册》编委会

**主　　编**

王如蜜　　　　　中南大学湘雅二医院康复医学科
[日]铃木勉　　　东京都江户川区地区活动支援中心春江野
田　鸿　　　　　中国康复研究中心附属北京博爱医院

**编　　者**

何　怡　　　　　中国康复研究中心博爱医院
张　敬　　　　　海南医学院第一附属医院康复医学科
庞子建　　　　　北京语言大学
陈杉杉　　　　　中南大学湘雅二医院康复医学科
章志芳　　　　　北京语言大学
[日]铃木和子　　原千叶市残疾人福利中心
席艳玲　　　　　上海市浦东新区光明中医医院康复科
[日]西胁惠子　　日本齿科大学附属病院
[日]有贺惠子　　东京都国分寺市和日野市言语机能训练部门
[日]井堀奈美　　川崎医疗生活协同组合川崎协同病院康复科
[日]佐藤优子　　横滨市综合康复中心
[日]广濑绫奈　　千叶县千叶康复中心

**秘　　书**

李丽芳　　　　　原中南大学湘雅二医院康复医学科
杨楚英　　　　　中南大学湘雅二医院康复医学科

**插　　画**

张龄兮　　　　　深圳市宝安中医院运动康复科

**翻　　译**

[日]王　斑　　　医疗翻译
[日]张　亮　　　庆应义塾大学病院康复医学科
池育君　　　　　中山医学大学语言治疗与听力学系
谈苏欣　　　　　华东师范大学教育学部

# 中文主编前言一

　　中国介绍失语症的书籍比较少，能找到的也只有寥寥一两本，而且出版年代久远，特别是指导失语症临床实践工作的书籍一直缺乏。2015年底应铃木勉老师邀请去日本访问参观，有幸观摩日本言语治疗师在医院对失语症患者的评估与治疗工作，参与铃木勉老师夫妇在社区和学校开展的失语症小组训练、会话沙龙等失语症训练活动，感叹日本标准失语症检查法版本已较中国翻译的汉语标准失语症检查法更新了好几个版本，日本失语症患者出院回家后还能一直在社区和相关社团的帮助下接受相应的训练，而大部分中国失语症患者往往出院便意味着失语症治疗的终结，感动于日本患者及家属、言语治疗师、社会一起携手为提高失语症患者及家庭的生活质量、融入社会而做的诸多努力等，便向铃木勉老师提出了邀请7位日本在失语症领域资深的言语治疗师和8位中国资深的言语治疗师合作编写一本失语症实践指导手册的设想，希望通过日本的经验给大家启发，同时结合中国的现状让实践能真正落地实施，铃木勉老师夫妇和西胁惠子老师非常爽快地答应了，开始着手编写。

　　此书从失语症的基本概念到临床实践——详细道来，包括典型病例报告分析，治疗形式增加了小组训练的详细介绍，更从"国际功能、残疾和健康分类（ICF）"角度重点讲述失语症患者的活动和社会参与情况，同时也增加了失语症训练素材、训练工具的介绍，详细指导如何编写素材、如何利用既有的素材、如何使用电脑、平板电脑、智能手机等电子设备作为训练素材。本书还介绍了美国、加拿大、澳大利亚失语症相关循证实践指导、指南与共识，进一步让大家了解国际失语症治疗进展。另外田鸿老师和广濑绫奈老师还增加了儿童失语症章节，拓宽了本书籍内涵，最后特设了失语症患者和家人的经验分享，失语症常常伴随终身，不论是患者本人还是家属都需要很强的信念支撑去面对生活的重重挑战，坚持训练更是需要源源不断地动力和勇气，除了家人和朋友的支持，来自病友们的影响和鼓励必不可少，感谢黄岩松院长（家属）、杨顺东主编（患者）、85后创业青年杨泽勋（患者）毫不吝啬地拿出自己的故事和大家分享，也希望所有失语症患者及其家人们能从他们的分享中有所启发和感悟，自助并助人，积极寻找各种资源与途径帮助提高患者及全家的生活质量。

在编写的过程中，由于是第一本实践指导书籍，参与编写人员众多，加上两国语言的差异，期间遇到了很多困难，但编者老师依然不辞辛苦、毫无怨言地笔耕不辍，特别是铃木勉老师在编写整本书的过程中给予我们不时的提醒和指导，他的专注和敬业精神令我尤其感动，同时我们有幸找到了4位非常棒的翻译老师，在此对王斑、田鸿、张亮、谈苏欣4位翻译老师表示由衷的感谢！杨楚英和李丽芳老师担任此书籍秘书工作付诸了大量业余时间进行整理、校对、联络等工作，在此一并致谢，本书还有不足的地方，请广大读者朋友批评指正！

王如蜜

2021 年 6 月 10 日

# 日文主编前言

　　我是主编之一铃木勉，在此代表日本执笔者向读者致词。

　　日中两国的言语治疗师合作编写关于失语症的临床实践手册得以完成出版，我们为完成了一件非常有意义的工作由衷地高兴。

　　我自 1973 年从事言语治疗师工作以来，始终如一从事失语症、脑高级功能障碍等成人言语障碍的训练工作。在工作过程中，中国关于失语症的训练逐渐引起我极大的兴趣并开始关注。2010 年我荣幸地获得机会，去北京的中国康复研究中心进行为期 3 个月参观学习。当时我在康复中心结识了本书的主编田鸿老师和王如蜜老师，看到她们不仅对失语症患者，而且对其他的障碍患者进行康复训练，使我学到了很多，受益匪浅。

　　回国后，我仍与二位老师保持着联系，几年前王如蜜老师来日本，交谈过程中产生了编写本书的构思计划。此后，日中两国的言语治疗师开始分担执笔。

　　失语症康复训练的目的并不只是改善失语症患者的症状，更重要的是如何让失语症患者克服自身的障碍，适应社会生活；如何给予失语症患者心理上的支持，推动建立一个容纳失语症患者参与的社会环境。本书从多种角度对失语症康复训练进行了阐述。本书如能给各位言语治疗师在临床上提供参考，我们将感到无比欣慰。

　　从语言角度来说，日语是黏着语，汉语是独立语，语言分类不同，在失语症的症状上也有很大的差异。但在文字方面，两种语言又具有共同点，都是使用表意文字——汉字。同时，日语使用了以汉字为基础而生成的两种表音文字。通过对共同点和不同点并存的两国语言的失语症症状以及训练方法进行比较、研讨，言语训练带来宝贵的知识和见解。希望今后两国的言语治疗师携手并进，取得更大成果。

本书是由在失语症训练领域具有丰富经验的言语治疗师执笔。由王斑、田鸿、张亮、谈苏欣担任翻译。如果没有她们精湛的日语能力和无私的协助，本书将难以完成，对此衷心表示感谢。

我与王如蜜老师、田鸿老师取得联络并推进了本书的编写，是一项非常愉快的工作，也是一次宝贵的机会。谢谢！

主编·执笔：铃木勉

执笔：西肋惠子

井堀奈美

有贺惠子

铃木和子

佐藤优子

广濑绫奈

2021 年 6 月

# 中文主编前言二

　　失语症是成人语言障碍中最常见的障碍之一，是由于与语言相关的大脑区域脑组织的病变所致，如脑出血、脑梗死、脑外伤、脑肿瘤及脑炎等，其病变导致人类进行交流的符号系统的输入和输出出现不同程度的障碍，也使患者自身及其家人的生活质量和回归社会都受到了不同程度的冲击。本书就失语症的相关研究进展以及失语症国内外的各种评价方法予以详尽的介绍，包括失语症的临床就诊流程、筛查、失语症检查，相关的高级脑功能检查，综合评估，制订训练计划，临床语言康复等。

　　非常高兴，在失语症语言康复中，又有了这本在临床上有指导意义的好书，在此对铃木老师和王如蜜老师等为代表的团队表示由衷的感谢，也希望大家能共同携手再接再厉，百尺竿头，更进一步！

田　鸿

2021 年 6 月 12 日

# 编 者 寄 语

更好地使用失语症知识解决失语症困难，帮助失语症人群更好地实现沟通！

——章志芳

这是一本全面介绍失语症的书籍，详细地介绍了失语症的表现、分类、评价、诊断和治疗，是广大语言治疗师必备的专业书籍。

——何 怡

这是一本操作性强，很实用的失语症治疗指导手册。

——庞子建

本书主要致力于言语治疗师的临床指导和继续教育，对言语治疗师更好地开展失语症治疗工作很有参考价值。

——席艳玲

语言是人类交流的纽带，是失语者望而不及的美好，我们将携手前行！

——张 敬

本书融合了国际前沿知识以及国内外多位老师的工作经验，是一线从事失语症工作者的心血，实用性很强。

——陈杉杉

# 目 录

失语症实用训练手册

失语症实用训练手册

# 第一章 失语症症状与分类

## 第一节 失语症的概述

### 一、失语症的定义

关于失语症的定义及分类并不统一，普遍认为失语症（aphasia，高素荣，2006）是指由于大脑语言中枢病变造成的后天习得性语言功能受损或丧失，表现为阅读、理解、会话、书写等不同程度的语言交流功能障碍。目前临床上比较常用的定义是 Benson 提出的，他认为失语症是由于大脑功能受损所引起的语言功能丧失或受损。Ryan 给失语的定义为：失语症是由于脑损伤所引起的组织语言能力的丧失或低下，可以在以下方面出现困难：①口语和书面语言；②识别图片或物体；③口语、书面语和手势的交流。Darley 认为失语症是由于脑的损伤所致的语言符号形成和解释能力的障碍，在语言学成分编码和译码效能方面多种语言的丧失或障碍（词形和较大语法单位）。而且，这种障碍与其他智力水平不一致除外痴呆言语错乱、感觉缺失或者运动功能障碍，并且在词汇使用上减少，语法规则能力低下，听觉记忆广度降低以及在语言输入和输出通路选择能力上的障碍。

### 二、失语症的病因和发病率

失语症常见病因有脑血管疾病、脑外伤、脑肿瘤、感染等。失语症是脑卒中引起的最常见的认知障碍之一，如若治疗不及时将严重影响患者与他人的沟通交流，对其家庭生活、社会生活产生严重影响，因此对脑卒中以及脑卒中后失语症早期诊断和治疗显得格外重要。

世界卫生组织（WHO）的调查资料显示，脑卒中患者失语症的发病率为21%～38%，其恢复往往需要 2 年以上，仅有 20%的患者可以完全恢复。有失语症的患者通常比没有失语症的患者死亡率更高，参与的活动更少，生活质量更低。在急性脑卒中患者中失语症的发病率为 21%～33%，是重要的致残因素之一，住院患者中有 30％～38％ 是首次发生脑卒中后失语。在国内，脑卒中的发病率则约为 217／10 万，其中 1／3 的患者伴有失语症。

### 三、失语症的预后

失语症的恢复程度与病灶部位和病情严重程度密切相关。失语可能会影响表达和接收沟通等所有模式，包括说话、理解、写作、阅读以及手势等。失语不应该被视为一个特定区域的语言障碍，因为当发生失语时，对语言进行正常处理至关重要的一些其他认知能力（如注意力、学习、记忆和执行功能）也常常会受到不同程度的损害。大多数患者病情在 1 年后达到一个稳定状态。失语症的恢复是一个持续的过程，多数患者脑卒中失语症发作后病变会持续进展多年。自然恢复最显著通常是发生在发病后的最初 2～3 个月。一些研究表明，在超急性期完全恢复的预后很好（6 个月可恢复 70％ 以上），特别是对于患有轻度脑卒中和失语症与其他神经缺损无关时。

## 第二节　失语症的症状

### 一、听觉理解障碍

听觉理解障碍表现为对口语理解能力的障碍，对字、词、句、文章存在不同程度的障碍。

1. 语义理解障碍　患者能正确辨认语音，但不明词意，是由于音-意联系中断造成。重者完全不能理解，轻者对长句或复杂句不能完全理解。

2. 语音辨识障碍　听力正常，能听到声音，但对听到的声音不能辨认，给人一种似乎听不见的感觉，严重障碍者为纯词聋。有些患者常问：什么？这种典型的障碍称纯词聋，是一种接收障碍。

### 二、口语表达障碍

1. 发音障碍　表现为发音错误，严重时仅可发声，可有韵律失调和四声障碍；与运动性构音障碍不同，随意说话比刻意表达好、模仿语言发声不如自发语言，发音错误常不一致。

2. 说话费力　一般与发音障碍有关，表现为说话不流畅，常伴有叹气、面部表情和身体费力的表现。

3. 错语　不符合言语习惯和规则的音节、单词或句子。常见的有 3 种，即语音错语、语意错语和新语。

4. 杂乱语　指说话时大量错语，混有新词，缺乏实质词，杂乱无章，说出的话让别人难以理解。

5. 找词困难、迂回现象和命名障碍　找词困难，多见于动词、名词、形容词，指患者在言谈中欲说出恰当的词时有困难。如果找不到恰当的词来表明意思，而以描述说明等方式进行表达时称为迂回现象。面对熟悉的物品或图片不能说出其名称，称为命名障碍。包括表达性命名不能、选字性命名不能、词义性命名不能。

6. 刻板语言　为固定、重复、非随意表达的刻板单音。

7. 语言的持续现象　表达中持续重复同样的词和句子，如给患者训练时，已经将"苹果"的图片更换为"杯子"的图片，询问其物品名称时，患者仍不停地说之前的图片名称"苹果"。

8. 模仿语言　一种强制的复述询问者的话，称模仿语言，又称回响语言，如问"你在哪里"，患者会一直重复"你在哪里，你在哪里"。有些患者在模仿语言的时候可以将语言进行补充，为语言的补充现象，如检查者说"1，2"，患者可以接着去数数。

9. 语法障碍　表现为失语法和语法错乱。

10. 流畅与非流畅的区别　参考 Benson 的言语流畅性与非流畅性改变。

11. 复述障碍　要求患者重复检查者说的词句的时候，不能准确重复检查者说出的内容，如完全性失语者完全不能复述，只发出刻板言语或哑或无反应。

### 三、阅读障碍

阅读包括朗读和文字的理解。失语症患者对文字的阅读理解也可表现在语句的层级上，能正确朗读文字，文字与图匹配也正确，当组成句子后不理解意思。

1. 形、音、义失读　患者不能正确朗读和理解文字意思，表现为词与图的匹配错误。

2. 形、音失读　患者能理解其意思，不能正确地朗读文字，可进行字词与图形或实物配对。

3. 形、义失读　患者可以正确朗读却不理解意思。

### 四、书写障碍

书写障碍检查项目包括自发性书写、列名书写、看图书写、听写、抄写等。常有以下几种表现：

1. 书写不能　完全性书写障碍，可简单勾画笔画，但不构成字形。

2. 构字障碍　笔画的缺漏或添加，或笔画全部错误。

3. 惰性书写　与语言的持续现象相似，书写过程中，让其写其他词时仍不停地重复前面所写的字。

4. 象形写字　以画图代替写字。

5. 写字过多　书写时加入许多无关字词或造句。

6. 错语书写　不正确的字词代替，见于错语。

7. 语法错误　与口语的语法障碍相同，书写过程中出现语法问题。

8. 镜像书写　是一种特殊的书写障碍，写出来的字如镜中所见，即笔画正确，但方向相反。

## 第三节　失语症的分类

依据临床诊断，可将失语症分为九个亚型，其分类与临床表征见表1-1。

表1-1　失语症分类与临床表征

| 亚型 | 自发语言 | 错语 | 复述能力 | 语言理解 | 命名 | 阅读理解 | 书写 |
|------|---------|------|---------|---------|------|---------|------|
| 布罗卡失语症 | 不流利 | 少见 | 不正常 | 不定 | 不定 | 不正常 | 不正常 |
| 韦尼克失语症 | 流利 | 常见 | 不正常 | 不正常 | 不正常 | 不正常 | 不正常 |
| 完全性 | 不流利 | 不定 | 不正常 | 不正常 | 不正常 | 不正常 | 不正常 |
| 传导性 | 流利 | 常见 | 不正常 | 正常 | 不定 | 正常 | 不定 |
| 经皮质运动性 | 不流利 | 少见 | 正常 | 正常 | 不定 | 不正常 | 不正常 |
| 经皮质感觉性 | 流利 | 常见 | 正常 | 不正常 | 不正常 | 不正常 | 不正常 |

| 亚型 | 自发语言 | 错语 | 复述能力 | 语言理解 | 命名 | 阅读理解 | 书写 |
|---|---|---|---|---|---|---|---|
| 经皮质混合性 | 不流利 | 少见 | 正常 | 不正常 | 不正常 | 不正常 | 不正常 |
| 命名性 | 流利 | 无 | 正常 | 正常 | 不正常 | 不定 | 不定 |
| 皮质下 | 不定 | 常见 | 正常 | 不定 | 不定 | 不定 | 不定 |

由于研究失语症的学派较多，观点尚不一致，一般认为大脑某一部分损伤会造成语言障碍临床症状高频地出现，某些脑损伤部位可引起特定的、相似的语言障碍表现。我国学者以 Benson 失语症分类为基础，根据汉语失语症临床特点及病灶部位，结合我国具体情况制订了汉语失语症分类方法。目前国内常用的失语症分类如下：

**一、外侧裂周围失语**

外侧裂周围失语（around the lateral fissure aphasia）病灶都在外侧裂周区，共同特点是均有复述障碍。

1. 布罗卡失语症（Broca's aphasia，BA）　病变累及优势半球 Broca 区（额下回后部），又称运动性失语。临床特点以口语表达障碍最为突出，呈典型非流利性口语，即语量少，讲话费力，发音、语调障碍，找词困难，错语常见，由于语量少，仅限于实质词且缺乏语法结构而呈特征性的电报式语言；口语理解相对好。如分不清"狗比马大和马比狗大"有何差异；复述、命名、阅读及书写均不同程度受损。

2. 韦尼克失语症（Wernicke's aphasia，WA）　病变位于优势半球 Wernicke 区（颞上回后部）。其突出特点为口语理解严重障碍，故又称为感觉性失语。患者对别人和自己讲的话均不理解，或仅理解个别词或短语；口语表达有适当的语法结构但缺乏实质词，自发语言呈流利性，表现为语量多，讲话不费力，发音清晰，语调正常，语言空洞；患者滔滔不绝地说，但因较多的错语（多为语义错语，如将"帽子"说成是"袜子"）或不易被人理解的新语且缺乏实质词而表现为空话连篇，难以理解，答非所问；患者同时表现出与理解障碍大体一致的复述及听写障碍；存在不同程度的命名、朗读及文字理解障碍。

3. 传导性失语（conduction aphasia，CA）　病变部位于优势半球缘上回皮质或深部白质内的弓状纤维。自发语言呈流利性、复述不成比例受损为其最大特点。患者口语清晰，能自发讲出语义完整、语法结构正常的句子，且听理解正常，但患者不能复述出在自发谈话时较易说出的词或句子或以错语复述，多为语音错语（如将"铅笔"说成"先北"），自发谈话常因找词困难并有较多的语音错语出现犹豫、中断。命名及朗读中出现明显的语音错语，伴不同程度的书写障碍。

## 二、经皮质失语

经皮质失语（transcortical apasia）曾称分水岭区失语综合征。病灶位于分水岭区，其特点是复述较其他语言功能好，甚至是不成比例地好。

1. 经皮质运动性失语（transcortical motor aphasia，TMA） 病灶在优势半球 Broca 区的前、上部。自发语言呈非流利性，自发语言较少，对刺激可以有简单的反应，但不能说出有意义的语句，复述较好，口语及文字理解较好，命名、阅读和书写能力不正常。

2. 经皮质感觉性失语（transcortical sensory aphasia，TSA） 病灶在优势半球颞、顶叶分水岭区。自发语言呈流利性，错语较多，命名障碍严重，复述较好，不理解别人的话，但反复重复别人说的话。语言及文字理解障碍，可朗读但不理解意义，听写能力差。

3. 经皮质混合性失语（mixed transcortial aphasia，MTA） 病灶在优势半球分水岭区，病灶范围较大。表现为自发语言严重障碍，完全不能表达自我意思。理解障碍也较明显，文字、书写及口头理解有困难，但复述较好。

## 三、完全性失语

完全性失语（globe aphasia，GA）多见于优势半球外侧裂周围的语言区域。其特点为听、说、读、写所有语言模式严重损害。起初甚至表现为哑，多表现为刻板性语言（只能发出无意义的吗、吧、哒等声音）。此类型失语症预后差，患者可逐渐学会通过非语言形式，如结合语境、表情、手势、姿势、语调变化等进行交流。

## 四、命名性失语

命名性失语（anomic aphasia，AA） 病灶多在优势半球颞中回后部或颞枕交界区，又称健忘性失语。自发语言呈流利性，是以命名不能为主要特征的失语，在所给的供选择名称中能选出正确的名词。在口语表达中表现为找词困难、缺乏实质词，多以描述物品功能代替说不出的词，表现出赘语和空话较多。与 Weraicke 失语不同的是患者言语理解及复述正常或近于正常。

### 五、皮质下失语

皮质下失语（subcortical aphasia，SA）为优势半球皮质下结构（如丘脑及基底节）受损引起的失语。

1. 丘脑性失语（thalamic aphasia，TA）　受损部位多位于优势半球丘脑，可表现为音量小、语调低、表情淡漠、不主动讲话，且有找词困难，可伴错语，语言扩展能力差，呼名有障碍，复述相对较好，听理解和阅读理解有障碍，书写大多有障碍。

2. 基底节性失语（basal ganglion aphasia，BGA）　受损部位为尾状核和壳核，自发语多表现为非流利性，语音障碍，呼名轻度障碍，复述相对保留。听理解和阅读理解可能不正常，容易出现复合句子的理解障碍，书写障碍明显。

大脑病变导致的失语症可表现为自发谈话、听理解、复述、命名、阅读、书写 6 个基本方面的障碍。由于病因及病变部位不同，所出现的失语症类型则不同，常以一种语言障碍为主，同时伴有不同程度的其他语言功能受损，亦可表现为全部语言功能均受损，还可伴有失用、失认或肢体功能障碍等。

### 六、纯词聋

纯词聋（pure word deafness，PWD）　患者听力正常，口语理解严重障碍，症状持久，存在对语音和非语音的辨识障碍，患者可以不理解词语的信息，但是对非语音的自然音仍能辨识，如鸟鸣声、电话声等。复述严重障碍。口语表达正常或仅有轻度障碍。命名、朗读和抄写正常。病变部位不清。

### 七、纯词哑

纯词哑（pure word dumbness，PWD）　发病急，早期常表现为哑，或者仅有少量构音不清和低语调的口语，恢复后说话慢、费力、声调较低。中央前回下部或其下的传出纤维受损被认为会导致纯词哑。

### 八、交叉性失语

交叉性失语（crossed aphasia，CA）是指任何与惯用手同侧的大脑半球病变引起的失语，但现在一般仅指右利手右侧半球病变后发生的失语。

### 九、儿童获得性失语

儿童获得性失语（acquired childhood aphasia，ACA）是指儿童在部分获得或者已经获得口语能力以后所造成的失语症。

### 十、原发性进行性失语

原发性进行性失语（primary progressive aphasia，PPA）是一种由不同的神经病理学改变引起的临床综合征。病灶位于优势半球额颞叶。

# 第四节　失语症对患者的影响

失语症对本人和周围的人都有影响（表 1-2）。失语症患者，他们的家人和朋友，以及更广泛的社会生活，都需要适应以促进交流。

### 一、对能力的影响

患有失语症的人其理解、说话、阅读或书写能力受到影响，但他们的智力却完好无损。患有失语症的人可能在接电话、看电视或听收音机方面有问题。每天的功能性生活受到阻碍，这通常会导致沮丧、社会孤立和亲密关系的破裂。

### 二、对角色和位置的影响

残疾的实际影响可能很严重，患者往往无法工作，而且他们的伴侣须放弃工作来照顾他们，家庭收入结构改变，结果可能是在家庭和生活的其他方面失去地位，这可能会导致自我价值的丧失。与家庭成员的关系也会因为不能沟通而紧张，导致患者沮丧和不安。

### 三、对社会参与的影响

失语症患者在充分参与社会活动方面可能面临障碍。研究表明，语言障碍的严重程度和重返工作岗位之间没有必然的关系，因为工作场所的灵活性，回到以前的工作岗位可能是困难的。Parr 等人于 1997 年发现，极少有失语症患者恢复到发病前的工作水平。此外，人们普遍发现，失语症会对参与其他社会角色（包括家务管理和娱乐活动）产生负面影响。

## 四、心理上的影响

失语症的心理影响与悲伤的程度相关，个体可能会经历自我的迷失以及与周围人的脱离。这种情况会因脑损伤的影响而加重，脑损伤会使患者倾向于焦虑、抑郁、怠慢和过激。失语症患者无法充分参与对话，无法获取信息，无法做出重要的人生决定，还会出现失控、失去独立性、失去参与意愿、每天产生挫败感等问题。失语症对患者的幸福感、独立性、社会参与和生活质量有显著的负面影响，通常与严重的抑郁症有关。

## 五、易受伤害

失语症患者成为弱势群体，还会有被虐待的风险，因为失语症患者可能无法掌控自己的环境或寻求帮助。他们可能无法同意进行语言治疗，在这种情况下，家庭成员可能代表他们做决定。

表 1-2　国际功能、残疾和健康分类（ICF）：失语症的影响

| ICF | 影　响 |
|---|---|
| 身体结构和功能 | 脑损伤<br>听或阅读理解<br>口头或书面表达<br>运动障碍 |
| 活动 | 沟通问题的严重程度<br>影响沟通的方面<br>交流思想和想法的能力<br>具备与他人沟通的能力<br>表达和获得需求的能力<br>学习能力 |

| ICF | 影　响 |
|---|---|
| 参与 | 参与日常活动 |
|  | 工作和教育 |
|  | 社会生活 |
|  | 缺乏自主 |
|  | 缺乏对生活的掌控能力 |
|  | 决策的局限性 |
|  | 有限的社会融合 |
|  | 教育活动的局限性 |
|  | 限制自由 |
|  | 需求不被理解或误解 |
| 心理 | 情绪困扰 |
|  | 紧张的人际关系 |
|  | 抑郁症 |

　　言语治疗对失语症有长期且深远的影响,失语症患者不仅仅是在康复的最初阶段需要进行言语治疗,对一些人来说,也需要长期的干预。患者的生活变化可能需要考虑以不同的方式支持沟通,言语治疗师也可能需要对失语症患者的沟通伙伴进行教育和指导,这也意味着在失语症发作多年之后仍需要言语治疗师干预。如果不进行治疗,失语症患者可能无法参与家庭生活和社会生活,导致失业、家庭破裂和心理障碍,所有这些最终都对个人和社会造成影响。

# 第五节　言语治疗师在失语症中的角色与责任

　　言语治疗师在失语症患者的筛查、评估、诊断和治疗中起着核心作用。言语治疗师在失语症中的专业角色和工作内容包括临床/教育服务(诊断、评估、规划和治疗);预防和宣教;教育、管理和研究。包括但不限于以下:

　　1. 向有失语症风险的个人和人群提供预防信息。

2. 向其他专业人员介绍失语症相关的内容，以及言语治疗师在失语症诊断和管理中的作用。

3. 筛选存在语言和沟通困难的个人，并确定是否需要进一步评估和/或转介其他服务，对语言和沟通进行文化和语言相关的综合评估。

4. 诊断有无失语症。

5. 请相关专业的人员排除其他问题，并促进患者获得综合性服务。

6. 与患者和治疗团队合作，制订以人为中心的治疗计划，提供治疗，记录进展，确定适当的结束治疗标准。

7. 为失语症患者及其家属提供有关沟通问题的咨询，并促进他们融入家庭和社区环境。

8. 失语症协作团队包括医生、护士、言语治疗师、神经病学家、精神病学家、作业治疗师和物理治疗师、听力学家、患者及其家属等，作为其中一名不可或缺的成员，以个人和家庭为中心的照护，进行跨专业教育/跨专业实践。

9. 与其他专业人员讨论，以促进个案恢复，并适时提供监督、评估和/或专业指导。

10. 了解失语症领域的研究情况，帮助推进与失语症的理论和治疗相关的知识库。

11. 对各个地区的失语症患者个人及其家庭进行科普宣传。

（张敬　庞子健　陈杉杉）

# 第二章 失语症治疗的基本概念

## 第一节 基本的思考方法：从 ICF 角度出发

"国际功能、残疾和健康分类"（ICF）所认为的健康概念如图 2-1 所示，ICF 的对象不是障碍而是生活功能。也就是说，不只是关注障碍这一消极面，而是将重点转移到"生活功能（functioning）"这一积极面上。根据上田（2005）所述，生活功能是个人整体生活的概述，如图 2-1 所示是身体功能和结构（body function and structure）、活动（activity）、参与（participation）三者水平的统合。身体功能和结构是指身心的活动，活动指的是从早晨起床到晚上睡觉之间所有的生活行为，但不只是指日常生活中的动作行为，还有工作、学习、家务、兴趣、交际、运动等所有的生活行为。参与指除社会参与外，还包含在周围关系中承担着的某些作用的行为。在家庭中的职责、就业、在地方的职责或参加政治、宗教等多种多样的事务行为。

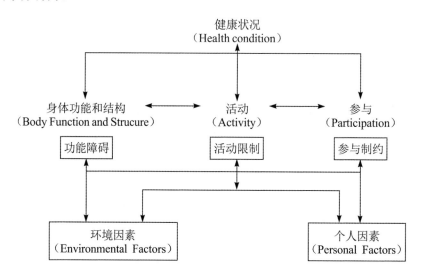

**图 2-1 国际、功能、残疾和健康分类（ICF）**

在 ICF 中,"障碍"是指这些生活功能出现问题,也就是生活功能的低下。"障碍"包括身体功能障碍(包含结构障碍)、活动限制和参与制约3 个方面。ICF 将这些状态统称为"障碍(disability)"。另外,这 3 个标准虽然有消极方面,但是根据想法不同也存在积极方面。例如患者有疾病这是消极面,老人高龄这是消极面,但是他们都有各自的积极面及个别性,虽说有障碍但也不是说没有任何好处,患者不同想法也是不同的。考虑人的生活功能是 ICF 最大的特点。而且这三方面是相对独立的,不会因为其他方面而受影响。另外作为背景因素、环境因素(environmental factor,建筑物或福祉用具等物的环境、人的环境、社会制度等社会环境也包含在内)、个人因素(personal factor,年龄、性别、生活方式、价值观等)被导入,健康状态、生活功能和环境因素相互影响全部用双向箭头作为原型。

在失语症的康复训练中,按照 ICF 的概念来把握患者沟通障碍的状态是十分重要的,这也是近几年国际上康复治疗的倾向。也就是说,可以认为功能障碍是语言和言语功能的障碍,活动限制是沟通交流的障碍,参与制约是参与家庭、职场、学校事务等受到了限制。那么我们用 ICF 的理念看一下具体的失语症患者的生活功能。例如用表 2-1 所表示的病例举例来说的话,"身体功能和结构"的消极面是因脑梗死而导致的右侧麻痹,积极面是无合并症且右侧下肢的运动障碍十分轻。"活动"的消极面是不能同生病前一样做到烹饪的动作,不过有很多的积极面,如患者能自理,可以完成站立 1 小时的工作,并且预测可以用右手完成相对简单的烹饪动作。"参与"方面,虽然很难像生病前一样作为厨师工作的参与制约,但是在社会工作中是很受大家欢迎的料理店店长这是没有改变的。作为环境因素患者有自己的房产、有妻儿,儿子有独立继承家业的意愿等积极面,但是也有儿子才 19 岁就作为经营者(太年轻而不安)的消极面。个人因素的积极面有年轻,性格比较开朗,消极面有因为言语障碍和运动障碍,犹豫是否继续参加太极拳的练习。在考虑失语症康复训练时,需要将这些积极面和消极面都考虑到计划的制订当中。

表 2 - 1　基于 ICF 的 1 例失语症患者的思考

| 病例 | 45 岁男性 | |
|---|---|---|
| | 患病原因 | 脑梗死 |
| | 利手 | 左 |
| | 职业 | 自营料理店 |
| | 家属 | 妻，儿（19 岁） |
| | 合并症 | 无 |
| | 住所 | 自有房产 |
| | 兴趣 | 参加了太极拳俱乐部，并且每天早晨在附近公园打太极拳。 |
| | 现在病例和现在的症状 | 本年 3 月，患者在店里烹饪时感觉身体不适，随之失去意识。被救护车送到医院，实施保守治疗。虽然一天后恢复意识，但伴有右侧身体运动障碍和失语症的后遗症。由于最初治疗的医院无康复治疗师，所以 2 周后被转送到有康复科室的医院。患者接受了 2 个月的治疗后回家。<br><br>回家时患者已达到日常生活能自理，日常生活的大部分简单动作无需照料。为了能让料理店继续营业，在外地学习的儿子匆忙赶回，处理料理店事务。于是患者自己担当调味师等，参与到经营中。患者是中度非流畅性失语症，无法期待像生病前一样在店里处理财务及点餐服务。右侧手臂有轻度麻痹，由于右侧下肢麻痹十分轻，所以可以进行 1 小时左右的站立工作。虽然患者右手有运动障碍，但是患者是左利手，所以被认为通过今后的康复训练能做一些不那么被精细要求的简单烹饪。<br><br>出院后患者每月通过门诊去医院进行 3 次作业和言语治疗。患病前患者性格十分开朗，能和大家无拘束十分融洽地相处。虽然患病后性格还是很开朗，但是由于常常无法表达想法变得焦躁。还有到患病为止经常参加的太极拳训练，虽然周围人经常要他一起去训练，但由于无法顺利地运动和踩点做动作，患者也不怎么去练习了。 |

| 问题的提取 |
|---|
| 指定训练目标 |
| 短期目标的制订：1~3 个月的较短周期可以达成的目标<br>长期目标的制订：6 个月~1 年相对较长周期的目标 |
| 为达到这些目标而制订的训练时间/频率/课题的计划 |
| 训练的开始 |
| 再评估 |
| 在适当的时候 |
| 评价作为目标所达到的状况 |
| 没有达到目标考虑其原因 |

# 第二节  制订治疗的方法

康复训练大致的流程如表 2-2 所示。在需要进行言语康复训练的患者初次就诊时，需对其进行初次言语评估。首先言语功能是从说、听理解、写、阅读理解 4 个方面进行检查，检查患者使用数字的能力（对数字的概念及计算能力等），也要检查是否可以用言语以外的方法进行沟通。还有周边功能如意识状态、认知功能（记忆力、注意力、执行能力、情感功能等）、抑郁症等的精神心理症状也要评估，因为这些功能对沟通能力有影响，所以要认真评估。作为制订康复计划的参考，还要了解患者生病前有无言语障碍及其类型、职业、学历、利手，患者家属的信息如家庭构成、主要的陪护者、家属及陪护者的信息。另外，需从其他科室了解相关信息，如患病原因和治疗方法、现病史、合并症以及合并症的预后、有无身体麻木、有无失认症及运动功能障碍、移动方法、正在使用的社会资源、经济状况和家庭状况。如果患者在其他的机构进行过康复训练，要了解所进行的训练内容。了解失语症患者对康复训练的意愿及是否有准确的疾病意识等对于高效的康复训练是必需的。其他的信息如影像学检查结果也应该了解，因为可以确认患病部位，作为判断患者预后的参考。

表 2-2  康复训练流程

| 初次评价 | |
| --- | --- |
| 语言的症状 | 从其他的职业种类得到的信息 |
|  语音语言 | 原发病 |
|  说 | 治疗方法 |
|  听理解 | 现病例 |
|  写 | 推测预后 |
|  阅读理解 | |
| 使用数字的能力 | |
| 言语以外的沟通能力 | 有无麻痹 |
| 能否用言语之外的方式表达需求 | 有无认知障碍和先天失用 |

续表

| 初次评价 | |
|---|---|
| 意识状态 | 移动手段 |
| 认知能力 | 正在使用的社会资源 |
| 高级脑功能 | 经济状况 |
|   记忆能力 | 家庭状况 |
|   注意能力 | |
|   情绪功能 | 康复治疗史 |
|   其他功能 | 康复治疗内容 |
| 精神心理状况 | 关于康复治疗的训练意愿 |
|   抑郁症状 | 疾病意识 |
|   其他精神心理状况 | |
| 发病前的言语症状 | |
| 职业 | |
| 学历 | |
| 利手 | 影像学评估 |
| 家属 |   并发部位的鉴定 |
|   家庭成员 |   预后评定的资料 |
|   主要护理人员（核心人员） | |
|   家庭的介绍能力 | |

将以上信息作为基础，考虑康复训练需要解决的问题。在考虑预后的基础上制订能解决这些问题的长期目标。为了达到长期目标需考虑阶段治疗，先制订1～3个月能达到的短期目标，再考虑为达到短期目标而进行相关训练。为了达到目标，制订必要的训练时间、频率、内容等相关计划，不同的患者制订不同的方案，对每一个患者都使用同一套训练方法或者一直采用同样的方法是不可取的。

持续动态评估对康复训练同样重要。虽然急性期与慢性期的训练会有不同，但在6个月到1年需再次进行言语评估，看是否达到最初设定的目标。如果没有达到目标必须查找原因并再次设立目标，重新制订训练内容，考虑预后的判断等。最后还可考虑是否修改训练方法。

在失语症的训练中，也许很少有治疗师能从患者发病开始一直陪同训练至患者的慢性期。当患者在训练机构的治疗结束后，应该督促患者继续进行治疗，期间需要不间断地回访。

# 第三节　影响治疗的主要因素

## 一、和治疗预后有关的主要因素

对失语症康复训练的预后，如表2-3所示受到很多因素的影响。

表2-3　和预后有关的因素

| 分类 | 有关因素 |
|------|----------|
| 个人因素 | 年龄、性别、利手、学历、训练意愿、生病前的性格、疾病意识、全身状态 |
| 疾病因素 | 既往病历、患病原因、有无合并症及合并症种类、脑损伤部位的大小/深度、病程的长短、失语症的类型及重症度、治疗方法、康复治疗的频率和时间 |
| 社会因素 | 经济状况、家属间沟通交流的能力 |

### （一）个人的主要因素

患者年龄越大越无法估量训练的效果。虽然性别不同预后差别不太大，但是也有报道表明年轻患者中女性预后更好。还有报道表明根据患者受教育年龄、利手、认知能力、病前的言语能力、言语习惯、性格不同，预后会有差别。如果患者发病之前有什么言语障碍，也会影响到失语症的改善。

### （二）发病的主要因素

脑外伤的患者预后要比脑血管疾病的患者好。侧头叶有病变的患者预后较差，病变部位越大预后越差。有并发症的失语症患者改善不好，智力低下和认知障碍的患者失语症预后改善被限制。失语症程度越重预后越差。一般来说失语症训练越早预后越好，但也有没接受失语症训练的患者，经过数年后有改善的报道。有关失语症训练频率和治疗方法的报道，治疗师需选择最适合患者的训练频率及方法。

### （三）社会的主要因素

关于家属对失语症患者的理解度，因为患者家属是患者沟通最近的对象，所以家属的理解度越低越不利于患者失语症的改善。社会资源的利用度也被认为和失语症的预后有关。

## 二、言语功能改善的过程

在说、写、听理解、阅读理解狭义上的言语功能的改善过程研究中，据种村纯（1985）报道显示：最先改善的是理解能力，然后是说话和写字的能力。从中我们可以了解到在言语功能改善中最先改善的是理解。

失语症原发症大多是脑血管功能障碍，发病之后是失语症最重的时期，之后的急性期可见患者的自然治愈。随着大脑水肿和炎症的改善，远隔功能障碍的恢复，患者会自然治愈。自然治愈症状的改善被认为是通过恰当地刺激新的功能恢复、神经再生。根据黑田洋一郎（1996）报道：通过突触的再编程、功能训练等，突触结合的强度会被调整，再形成神经元回路，进行功能的再习得。

## 三、介入年龄、严重程度、治疗意愿等个人因素

如前所述，高龄及重度失语症患者的预后较差，且经过训练后达到目标的患者很少。虽然是重度失语症，但也有能回归日常生活的患者，相反也有虽然是轻度失语症但是很难适应日常生活的患者。应该综合考虑个人因素后制订训练计划。

在言语治疗中，失语症治疗是以沟通交流为目的的治疗。如果患者本人完全没有训练欲望，或者拒绝进行治疗，这时不应终止训练，但可以暂时中断训练，从不伤害患者的自尊心角度进行简单会话，观察患者或者以指导患者主要交流对象的家属为中心等，不需强迫患者训练，多数情况下强迫患者训练并无效果。

## 四、开始发病的时期

如图 2-2 所示，失语症患者的康复从发病开始大概分为 4 个时期。即发病后以救助生命为主要目标的急救时期（超急性期），之后为患者能稍微活动的时期（急性期），生命体征平稳能够积极地进行康复训练的时期（恢复期），经过数月恢复进展变得缓慢、入院治疗结束回到家中开始自己生活的时期（慢性期或者生活期）4 个时期。虽然失语症的康复训练根据这几个时期目标和训练内容都有不同，但是言语治疗的干预，在每一个时期都是必要的（表 2-4）。

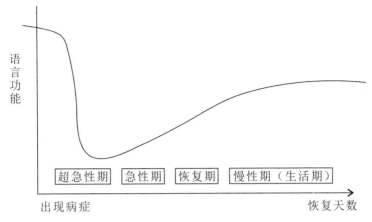

图 2-2 从发病症状开始时期的分类

表 2-4 失语症各时期的目标

| 时期 | 目 标 |
|---|---|
| 超急性期 | ・向家属说明失语症<br>・选择现阶段可以完成的沟通方法并传授给患者家属及工作人员 |
| 急性期 | ・预防沟通能力的退化<br>・调整生活时间<br>・提高患者家属对失语症的理解能力<br>・选择现阶段可以完成的沟通方法并传达给患者家属及工作人员 |
| 恢复期 | ・以恢复说/听理解/写/阅读理解的言语形式为目标<br>・提高患者对失语症的理解能力<br>・使患者能够使用实用的沟通形式<br>・使患者体验实际的交流场面，并使患者能够使用适合这个场合的交流方法<br>・引发患者对交流的意愿<br>・提高患者所在的集体（家庭/职场/学校/地区等）的构成人员对失语症的理解能力 |
| 慢性期<br>（生活期） | ・利用交流伙伴等使患者回归到实际的沟通交流场合中<br>・提高患者所在的集体（家庭/职场/学校/地区等）的构成人员对失语症的理解能力<br>・调整环境以防患者交流意愿的降低 |

在超急性期，言语治疗师能参与的较少，并且在这个时期多数患者本人的意识水平低，患者不会想要自发的沟通交流。与主治医生取得联系后如果考虑有失语症的情况，可以和家属解释说明失语症，可以明确了解在现在的状况下为了推测患者的想法应该使用什么样的方法，也会给患者之

后积极进行康复训练创造较好的环境。

在急性期，虽然防止患者由于静养而产生废用性是最重要的目标，但是失语症患者的沟通同样重要。因为不必要的静养会使患者活动性降低，缺发积极性，会减少患者主动和他人的沟通。无论在交流沟通，还是身体功能上调整生活时间，对预防废用性是十分重要的。另外在这个时期，虽然失语症患者意识模糊，但是能察觉自己语言能力下降。如被医生问到身体哪里不舒服时无法回答，也听不懂护士在说些什么，家属来看望的时候找不到适合的语言进行沟通，发现自己身上发生了一些变化。这个时候言语治疗师需要了解周围人应该和患者采取什么样的交流方法，并且指导他们能够实际运用这些方法是十分重要的。

恢复期是患者言语能力改善最值得期待的时期。以言语功能的改善作为第一目标。因为全身状态都处在恢复的时期，一次的训练时间也可以进行 30 分钟到 1 小时，训练频率的设定也可以提高。按照需要可以考虑患者一个人可以完成的题目，可以布置在房间或家里可以完成的作业。随之需要花时间考虑在大范围内发挥有意义的沟通能力的方法。

许多失语症患者对自己患失语症这件事也需要时间去认知，所以对患者也需进行失语症的教育，使患者理解自己的症状。可以进行一对一的训练，也可以多人集合起来进行小组训练，这样会使患者对自己的障碍有客观的了解。并且，言语治疗师不只是进行狭义的言语功能训练，还必须提高患者适用日常生活的沟通能力。需告知患者，虽然有障碍但只要将自己所有的力量最大限度地发挥就能适应社会。

在慢性期（生活期），虽然所谓的言语能力不断改善的时期正在过去，但是为了提高日常生活中的沟通质量，言语治疗师应以继续促使患者扩大参与交流沟通为目标。

这次特意没有加入康复训练的时期，但是在掌握康复治疗整体的时候，还有支撑患者走完人生的终末期康复训练的概念。失语症患者死亡有各种各样的原因，考虑到有突然去世的患者，无法说所有的人都有一样的终末期，患者因为患失语症所以在终末期很多事情都需要言语的支援，如遗书以及去世后财产的管理等问题。把患者本人的想法正确地传达给家属及其他人员也是言语治疗师应该做的事情。

### 五、主诉

主诉是患者现在最急需解决的问题或者康复期望，可以是失语症患者本人的主诉，有时家属的主诉也很重要。还会有产生分歧的时候，主诉还会随着时期的改变而改变。当患者和家属的主诉有明显分歧时，决定把什么作为目标是十分困难的，虽然遵循所有的想法是不现实的，但是为了激发患者对康复训练的积极性，不能忽视患者的心情和意愿。

### 六、失语症患者的沟通环境

失语症患者生活的环境有医院、家庭、老人院及福利院，包括设施、职场、学校等。根据失语症患者所处环境的不同，言语治疗师干预训练的内容也会有所不同。

例如，医院和机构在一定程度上日程有规划，失语症患者被要求完成这些日程规划，必须让患者明确了解几点应该在哪里做什么。而且为了使患者理解并且实施康复训练的过程及内容，对周围工作人员的教育也是必要的。如果回到家里，可能会有和朋友交流，也可以想象患者家属外出，患者一个人在家，有电话进来的情况。这样比起待在医院或机构，可能沟通的范围会更广，必须根据患者的能力和本人的期望来一一对应。在家庭生活中，家属是否理解对患者有很大的影响，所以应该把对患者家属的引导和对患者的引导看得同等重要。还有，学校和职场比起家里、医院、福利院是更复杂的语言环境。所以要具体地列出患者就算有失语症也可以做的事情，以及做起来很困难的事情，得到周围恰当的援助是十分必要的。因为无法预测会发生什么事情，所以必须细心地考虑对策。

### 七、各种各样的沟通方式

沟通交流的方式如表 2-5 所示，有言语的方式和非言语的方式，我们常常会同时运用多种方式进行沟通交流。但是，一旦出现了言语的问题，很多人变得不会使用平常普遍沟通的方式进行交流，所以也要评价患者是否会进行沟通方式的转换。还有不必担心因为使用辅助方式和代偿方式而导致患者变得不会说话。需要把治疗的重点放在实用沟通能力检查（綿森淑子、竹内愛子他，1990）的项目中列举的日常生活所需要的能力上（表 2-6）。正如一直在描述的，不能把失语症的言语治疗限制在狭隘的言语功能改善上，使患者能够使用各种各样的沟通方式进行沟通也是失语症言语治疗的目标。

表 2-5　沟通手段

| 言语手段 | 语音言语/口头言语 |
| --- | --- |
| | 书面语言 |
| | 数字 |
| 非言语手段 | 手势 |
| | 表情 |
| | 手指 |
| | 画画 |
| | 图 |
| | 照片 |
| | 事物 |
| | 符号 |
| | 身体接触 |

表 2-6　沟通能力检查

| | 正确的打招呼 |
| --- | --- |
| 传达自身的基本情况 | 姓名 |
| | 是/不是 |
| | 住所 |
| | 年龄 |
| 回答快问 | |
| 描述症状 | |
| 填写受诊申请表 | 姓名、住所、年龄 |
| | 症状 |
| | 受诊号码的临摹 |
| 读医院内的标签 | 初诊/复诊 |
| | 药房 |
| 按指定量喝药 | |
| 在自动贩卖机上买票 | |
| 说出电梯的楼层 | |
| 买东西 | 选物品 |
| | 判断价格 |
| | 计算零钱 |
| 看菜单点菜 | |
| 问路 | 向值班亭的警察问路 |
| | 理解道路 |

| | |
|---|---|
| | 正确的打招呼 |
| 理解指示 | |
| 打电话订餐 | 打电话 |
| | 订餐 |
| 查找号码 | |
| 接电话、做记录 | 接电话 |
| | 做记录 |
| 按听到的时间调表 | |
| 报时间 | |
| 读电视的节目栏 | 选择电视节目 |
| | 选频道 |
| 看报纸 | |
| 听收音机播报的天气预报 | |
| 明白重量的概念 | |

## 八、失语症治疗的目标

失语症治疗的目标，因为患者个体差异，原本的生活、生病后的生活也会不同，因此目标不是以失语症的严重程度来决定，而是以综合生活功能和周围的环境是否被调整而适合患者进行沟通为目标。言语治疗师为了让失语症患者更好地适应社会，必须引导的不只是失语症患者本身，还有患者要沟通的对象以及社会整体。

（西肋惠子　翻译：谈苏欣）

# 第三章　失语症与相关障碍评估

## 第一节　失语症评定

### 一、汉语标准失语症检查

汉语标准失语症检查是中国康复研究中心听力语言科以日本的失语症检查标准（Standard Language Test of Aphasia，SLTA）为基础，借鉴国外有影响力的失语评价量表的优点，同时按照汉语的语言特点和中国人的文化习惯所编制，亦称中国康复研究中心失语症检查法（China Rehabilitation Research Center Aphasia Examination，CRRCAE）。

此检查包括两部分内容，第一部分是通过患者回答12个问题了解其言语的一般情况；第二部分由30个分测验组成，分为9个大项目，包括听理解、复述、说、朗读、阅读理解、抄写、描写、听写和计算。此检查只适合成人失语症患者。在大多数项目中采用6等级评分标准，对患者的反应时间和提示方法都有比较严格的要求，除此之外，还设定了终止标准。本检查是通过语言的不同模式来观察反应的差异，为避免检查太烦琐，在一些不同项目中使用了相同词语。为了尽量避免和减少患者对内容的熟悉，在图片的安排上有意设计了一些变化，分测验具体内容见表3-1。使用此检查前言语治疗师要掌握正确的检查方法。应该由参加过培训或熟悉检查内容的检查者来进行检查。本检查法从第1部分开始，会话检查必须录音。分测验按顺序从1开始，但计算、听、说、阅读4大项目之间从任意一项开始均可，失语症是通过语言模式来观察反应的差异，即检查人员给予刺激，患者做出反应，所以每项分测验均有严格的指导，以确保刺激条件的一致性，每个项目限定患者的反应时间，超过后必须提示，提示方法也有严格的规定。每个分测验都设有终止标准。

表 3 - 1　失语症的评估

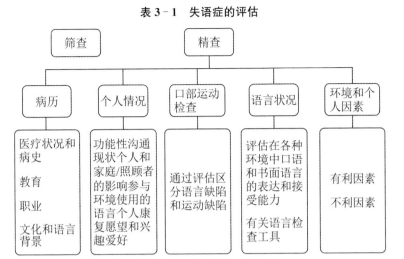

## 二、Token 测验

Token 测验是 De Renzi 和 Vignolo 于 1962 年编制，此测验由 61 个项目组成，包括两词句 10 项，三词句 10 项，四词句 10 项，六词句 10 项以及 21 项复杂指令。适用于检测轻度或潜在的失语症患者的听理解。目前用得较多的是简式 Token test。

## 三、波士顿诊断性失语症检查

波士顿诊断性失语症检查（Boston Diagnostic Aphasia Examination，BDAE）由 27 个分测验组成，分为五大项目：①会话和自发性言语。②听理解。③口语表达。④书面语言理解。⑤书写。该测验在 1972 年标准化，1983 年修订后出版第二版，2001 年出版第三版，此检查能详细、全面测出语言各种模式的能力，但检查需要的时间较长。

## 四、西方失语症成套测验与汉语失语症成套测验

西方失语症成套测验（Western Aphasia Battery，WAB）是较短的波士顿失语症检查版本，该测验提供一个总分称失语商（aphasia quotient，AQ），可以分辨出是否为正常语言。WAB 还可以测出操作商（performance quotient，PQ）和皮质商（cortico quotient，CQ），前者可了解大脑的阅读、书写、运用、结构、计算、推理等功能；后者可了解大脑的认知功能。

汉语失语症成套测验（Aphasia Battery of Chinese，ABC）是由北京医科大学神经心理研究室参考西方失语症成套测验结合国情编制，此测验由会话、理解、复述、命名、阅读、书写、结构与视空间、运用和计算、失语症总结九大项目组成，于 1988 年开始用于临床。

## 第二节　失语症相关障碍的评定

### 一、简易精神状态检查量表

简易精神状态检查量表（mini mental state examination，MMSE）简单易行，是目前国内外应用最广泛的认知筛查量表。中文版有良好的效度和信度，但受到患者的受教育程度影响较大。

### 二、韦氏成人智力量表

韦氏成人智力量表（Wechsler Adult Intelligence Scale，WAIS）首先由韦克斯勒（D. Wechsler）于 1955 年所编制，以后于 1981 年和 1997 年又经过两次修订。

本量表适用于 16 岁以上的被试者，分农村用和城市用两式。凡较长期生活、学习或工作在县属集镇以上的人口，称为城镇人口，采用城市式；长期生活、学习或工作于农村的称农村人口，采用农村式。

### 三、瑞文标准推理测验

瑞文标准推理测验（Raven's Standard Progressive Matrices，SPM）由英国心理学家瑞文（J. C. Raven）于 1938 年创制，在世界各国沿用至今，用以测验一个人的观察力及逻辑思维的能力。它是一种纯粹的非文字智力测验，所以广泛应用于无国界的智力/推理能力测试，属于渐近性矩阵图，整个测验由 5 个单元一共 60 张渐进矩阵构图组成，每个单元在智力活动的要求各不相同。总的来说，矩阵的结构越来越复杂，从一个层次到多个层次的演变，要求的思维操作也是从直接观察到间接抽象推理的渐进过程。

瑞文测验在 20 世纪五六十年代几经修订，目前发展成 3 种形式，除了上述的标准型以外，还有为适应测量幼儿及智力低下者而设计的彩色型和用于智力超常者的高级型。为了实际测试的需要，李丹等人将瑞文测验的标准型与彩色型联合使用，称为瑞文测验联合型，这样可使整个测量的上下限延伸，适用范围可扩大到5~75岁。

由于瑞文测验具有一般文字智力测验所没有的特殊功能，可以在言语交流不便的情况下使用，适用作各种跨文化的比较研究，5~75岁的幼儿、儿童、成人、老人皆可借此量表粗分智力等级。

瑞文推理测验的编制者曾在1947年和1956年对标准推理测验做过小规模的修订，1947年又编制了适用于更小年龄儿童和智力落后者的彩色推理测（Ravens' Color Progressive Matrices，CPM）和适用于高智力水平者的高级推理测验（Ravens' Progressive Matrices，RPM）。

### 四、韦氏记忆量表

韦氏记忆量表（Wechsler Memory Scale，WMS）初版系 Wechsler（1945，甲式）和 Stone（1946，乙式）所编，包括7个分测验：个人经历（personal and current information）、时间空间定向（orientation）、精神控制（mental control）、逻辑（理解）记忆（logical memory）、顺背和倒背数（digit span）、视觉再生（visual reproduction）和联想学习（associate learning）。初版问世以后，因缺乏非言语记忆测验内容，缺乏再认测验和延时测验程序，特别是因其采用一个单一总分（记忆商）作为记忆功能的指标，因而引来广泛批评。针对 WMS 的不足之处，Wechsler 对该量表进行了修订。发表于1987年的韦氏记忆量表修订版（WMS-R）共包含13个分测验：知识与定向、精神控制、图形记忆、逻辑记忆Ⅰ（即时）、逻辑记忆Ⅱ（延时）、视觉配对学习Ⅰ（即时）、视觉配对学习Ⅱ（延时）、言语配对学习Ⅰ（即时）、言语配对学习Ⅱ（延时）、视觉再生Ⅰ（即时）、视觉再生Ⅱ（延时）、数字广度、空间广度。相较于初版，WMS-R 的重点改进在于增加了延时回忆程序和视空间记忆分测验；其评分系统取消了原来单一的记忆商（MQ）概念，而代以基于因素分析的成分指数，包括一般记忆指数、注意/专心指数、言语记忆指数、视觉记忆指数以及延时回忆指数。然而，WMS-R 因未提供线索回忆或再认程序，以及视觉记忆分测验的不尽完善，仍然遭到不少批评。发表于1997年的韦氏记忆测验最新修订版（WMS-Ⅲ）含 11 个分测验，包括 6 个基本测验和 5 个备选测验。相较于 WMS-R，WMS-Ⅲ有重大突破。在量表内容上，回忆与再认并重，弥补了前二版无再认程序的缺陷；在分测验设计上，人面再认和家庭图片记忆这两个新测验比 WMS-R 中两个视觉记忆分测验更具生态效度；在记忆指标的设置上，基本记忆指数由 WMS-R 的 5 个增加到 8 个，并且其内容和计算方法也做了重大改进；设立工作记忆指数，并设计专门分测验测查工作记忆功能。

韦氏记忆量表在我国目前有龚耀先的修订本（WMS-RC）。龚耀先等以 WMS 为蓝本，增加和修订了测验内容、改变了记分系统，仍分甲乙平行本。内容包括：个人经历、时间空间记忆（定向）、数字顺序关系、视觉再生、视觉再认、图片回忆、联想学习、触摸测验、理解记忆、顺背和倒背数。WMS-RC 目前是国内最重要的成套记忆测验之一，其结构和内容与 WMS-R 和 WMS-Ⅲ均有不少吻合之处。记分方法仿 Wechsler 的离差智商计算方法，以记忆商作为整体记忆能力的衡量指标。

## 第三节　基于 ICF 的失语症评估

失语症的评估是定量和定性的资料收集过程，目的在于确定个人的沟通功能和活动限制，以了解其参与限制并制订适当的康复目标，包括筛查与精查，标准化与非标准化的评估。标准化评估会有一个量化的结果，可以是一个分数和等级，而非标准化评估倾向于质性的结果，是透过观察个案自发或是被治疗师诱发的行为而来，评估过程中既要有量化的结果，也要有质性的结果，如在标准化评估中，除了记录患者的分数外，还要记录过程中的表现。

根据筛查结果确定失语症患者是否需要言语治疗服务，也是确定治疗需求的重要一步。筛查由言语治疗师或其他相关专业人员完成，用标准化和非标准化的方法检查口部运动功能、言语功能、口语和书面语言的理解和表达、沟通、认知以及听力部分。筛查并不能详细描述失语症严重程度和特征，但是，它是确定是否需要进一步评估的依据。筛查之后建议是否需要重新评估；综合语言、言语、吞咽或认知沟通评估建议；转诊和/或其他检查或服务。

初步评估可在急性期进行，并在失语症进展过程中出现症状变化时进行，对所有的失语症患者来说，完整的评估语言沟通能力将有助于对患者的照护以及对患者进行合适的训练。言语治疗师将评估患者语言能力的优势和劣势，包括失语症的性质和程度，以此来判断愈后及康复的时间。使用标准化的评估和非标准化的方法，如观察和会话交流。评估的目的是掌握失语症的性质和程度、保留的沟通技能、对患者及其家庭的影响、个体的社会心理状况和总体幸福感。

评估可以包括标准化和非标准化工具和内容，不只评估身体结构与功能，还包含从其他照顾者或专业人员获得信息，以找出活动和参与上的限制，以及有影响性的环境因素。失语症评估的典型组成部分包括病历、个人情况、口部运动检查、语言状况、环境和个人因素（表 3 - 2）。

1. 病历 既往史和现病史、教育、职业、文化和语言背景。

2. 个人情况 功能性沟通现状、个人和家庭/照顾者的影响、参与环境、使用的语言、个人康复愿望和兴趣爱好。

3. 口部运动检查 通过评估口部运动/交替运动的力量、速度和运动范围，区分基于语言和基于运动的缺陷。言语动作和非言语动作的稳定性、音调和清晰度。

4. 语言状况 评估在各种环境中（如社会、教育、职业）口语和书面语言的表达和接受能力有关语言检查工具，除了评估工具外，也可以收集对话样本并分析，因为大部分评估工具几乎没有评估到患者连续说话或对话的能力，结构化测验多是去情景化的，多测量身体功能受损部分，没有提供活动参与相关信息，没有体现患者的语言技巧。

5. 环境和个人因素 有利因素，如家庭支持、交流伙伴能够在日常交流中为失语症患者提供交流支持；个人恢复的动机；对更大的交流独立性的渴望；使用代偿技术和策略（包括 AAC）的能力和意愿。不利因素，如缺乏能够在日常交流中为失语症患者提供沟通支持的沟通伙伴；与熟悉和不熟悉的人交流沟通能力的信心降低；认知缺陷；视觉和运动障碍；其他慢性疾病。

在评估失语症患者时，特别重要的是要考虑到可能影响他们的心理社会问题，包括情绪状态和人际关系，患者的情绪状态会影响治疗效果，并决定患者是否能够持续接受失语症治疗，心理及生活品质的评估可以帮忙制订合适的治疗目标，严重的需转诊到心理科治疗，评估量表［如脑卒中及失语症生活品质表（Stroke and Aphasia Quality of Life Scale-39；SWQOL-39）］。一份完整的失语症评估还应包括他们的家人和最亲近的照顾者，评估照顾者对失语症的概念、对失语症患者沟通能力的看法、对患者的沟通技巧，有一些照顾者本身的沟通行为就会使患者的沟通受到阻碍，因此评估照顾者的沟通技巧很重要，除此之外，还要评估照顾者的压力和负担。

表3-2　国际功能、残疾和健康分类（ICF）：失语症的评估

| ICF | 评　　估 |
| --- | --- |
| 身体结构和功能 | 对个人进行全面的评估，以确定语言的哪些方面受到影响 |
| 活动 | 评估个体的语言保留能力<br>评估他们的功能性沟通能力<br>评估沟通环境以了解沟通的潜力 |
| 参与 | 找出因沟通受阻而影响的角色和活动<br>找出个人和家庭的喜好和优先事项，以便建立短期和长期的参与目标 |
| 心理 | 通过标准化和非标准化的评估，确定患者个人的精神和情绪状态<br>让他们做好接受治疗的准备 |

注：根据世界卫生组织（WHO）的国际功能、残疾和健康分类（ICF）框架（ASHA，2016b；WHO，2001），进行综合评估，以确定和描述：

1. 身体结构和功能受损包括口头和书面语言中可能影响沟通效果的潜在问题。

2. 合并问题，如其他可能影响沟通效果的健康状况和药物。

3. 个人在活动和参与方面的局限性，包括对交流和人际互动的功能状态的影响。

4. 影响交流和生活参与的环境和个人因素。

5. 沟通障碍对生活质量的影响，与个人的社会角色相关的功能限制，以及对社区生活的影响。

（陈杉杉　王如蜜　庞子建　章志芳）

# 第四章　失语症的治疗原则

## 第一节　失语症治疗的对象和适应证

在失语症康复领域，言语治疗的对象是失语症患者的所有障碍。因此，不仅指由失语症引起的言语功能上的全部障碍以及其伴随的实用性沟通能力障碍，还包含由失语症引起的社会性失利和心理问题等。所谓的社会性失利，指的是不能从事原职工作、参加一般的社会性活动受限等。另外，由于不能说话导致与身边的人沟通困难，不仅会给患者带来很大的心理性打击，同时会给其家人、同事带来同样的伤害。因此，使患者和其家人在心理上接受并克服失语症，成为失语症训练的重要课题之一。

因此，失语症康复的目标即是通过最大限度地减少上述各种问题，帮助患者提高生活质量和融入主流社会，使患者能努力回归到较高水准的自理生活中去。

失语症康复是一个长期的过程，需经过以下几个阶段——发病不久后的急性期、恢复期、维持期。特别需要指出的是，在急性期由于患者全身状态不佳，会经常出现不能坚持训练、整体精神状态显著低下等情况，这时候应暂停训练，观察患者的行为，确认其适应后再加入治疗。

## 第二节　言语治疗计划

经过评估确认患者适合言语治疗后，要制订训练计划。在训练开始之前，我们要设立言语治疗的长期目标与短期目标。

长期目标要体现患者康复的方向性，包括回归工作岗位、回归家庭等社会适应性训练等，要立足于半年、一年，乃至多年后的康复内容来确立。制订长期目标时，要综合患者各方面的信息，患者和家属的需求等来确定内容，并根据患者的实时改善程度来调整。另外，还要包含出院后如何继续训练、刚回归工作岗位时如何一步步适应并开展工作，以及如何提高出院后的生活质量（参加病友会、康复讲座、培养兴趣爱好）等内容。

为了使长期目标阶段性地达成，要设立短期目标。短期目标即目前几个月的训练计划。制订短期目标时，根据检查结果，探讨患者在听、说、读、写各方面的障碍内容，推断所患障碍的言语方式、言语领域（意思、结构、音韵等）以及核心的基本障碍，从而假设障碍的结构。另外，还要考察对实际生活中的沟通交流有影响的侧面的言语障碍等，从而决定言语治疗时的优先顺序、规划具体的训练内容。另外，在探讨患者各种言语方式的障碍内容、假设障碍结构时，后面讲到的认知神经心理学的方法将会很有用。

在言语治疗进行一段时间后（2~3个月），要以综合性失语症检查为轴心进行再评估，确认患者是否改善以及改善的程度，再以此为基础修改治疗计划。言语治疗就像这样在训练与评估的重复中向前推进。

在日本，由于医保的限制，患者从急性期病房转入恢复期康复病房最长时间不得超过6个月，因此，虽然患者在此期间每天接受集中性的言语治疗，但也有转院后仍然残存失语症的情况，这时候就要通过自行到医院接受门诊训练或在社区接受以家访康复为形式的言语训练等来进行继续训练。门诊训练的频率一般为一周一次，训练内容以自主训练为中心。因此，从住院开始即帮助患者掌握自主训练的方法对患者后续康复的实现有着非常重要的意义。

由于失语症患者在言语治疗过后也会残留很多问题，因此，我们要着眼于患者训练结束后的生活，言语治疗师在训练时不要一味地直接给患者发放训练教材，而是要培养患者利用身边的环境刺激（报纸、杂志、电视、收音机、网络等）来找到适合自己的训练方式，从而使患者不过度依赖治疗师，这一点非常重要。

但是，仍然有一些患者，即使在恢复期也出现对失语症的疾病意识低下、自我意识（佐藤［35］）动摇等心理混乱状态，从而对言语检查、言语治疗等不予配合。因此，对患者出现不适应康复治疗状态的原因进行个别探讨，并实施个体化康复，对之后的康复工作非常重要。除此之外，治疗师通过介绍与失语症有关的内容、恢复可能性高的时期、训练的必要性等获取患者家属的帮助也很重要，所以治疗师对家属的教育也尤为重要。

患者家属也应尽量努力，因为患者的康复不是治疗师一个人的事，当然，治疗师也要给患者身边的人介绍与其沟通的方法。

对于重度失语症患者，综合性失语症检查会使其失去自信，成为其心理性情绪低落的原因。治疗师发现这种情况时，应暂停检查，转为发觉患者的残存能力，首先与患者建立信赖关系，然后以维持残存能力为中心进行康复。最重要的是时常关注患者的心理状态，努力让患者对治疗保持积极性。对于中度至重度失语症患者，综合性失语症检查在实施时会花费不少时间，为了减轻患者的心理负担，需在检查的同时导入系列语言的表达或歌唱、数数等较简单易持续的训练内容，以保证检查不被中断。

另外，对于希望尽快回到工作岗位的患者来说，由于检查花费不少时间导致训练开始较迟，可能会致其焦躁。对于这种情况，应在不影响检查的范围内实施平行的试验性训练。总的来说，我们都希望治疗师做到根据患者的情况随机应变。

## 第三节　失语症治疗的理论

失语症言语治疗的理论，根据目标的不同，有两个类型：以言语功能障碍的恢复为目标（理论1）；以非言语性沟通障碍的改善为目标（理论2）。在失语症康复领域，心理方面及社会适应的研究也非常重要（理论3）。

### 一、言语功能障碍的治疗理论

功能障碍的治疗理论主要有3种方法：刺激法、功能重组法、认知神经心理学法。

1. 刺激法　刺激法是由 Schuell 等（1971）从 Wepman（1951）提出的刺激-促进法作为言语治疗方法演变而成。Schuell 等提出的刺激法的治疗原则如表4-1所示。在日本，笹沼澄子等（1978）对 Schuell 等提出的刺激法进行了详细介绍，对使用刺激法的言语治疗病例进行了分析，关于其具体方法总结如下。

（1）将与患者失语症类型和重症度相平衡的言语刺激分阶段系统导入，

另外，要通过其最容易接受的感觉系统（听觉、视觉等）反复施加刺激。

（2）刺激特征：刺激长度（由于失语症患者的听觉性处理低下，我们首先应从短的单词和句子开始，阶段性的逐渐增加长度和难度，最后到达段落、文章等的程度）；刺激的提示速度（一般来说，缓慢提示刺激会使患者更易理解）；更倾向于使用患者感兴趣的话题以及经常使用的话题作为言语刺激；从日常生活中使用频率较高的词汇开始，伴随患者一步步改善逐渐扩展使用的词汇范围。

表4-1　刺激法的治疗原则

| 原　则 |
| --- |
| 1. 施加强力的听觉刺激（根据需要与其他感觉刺激并用）。 |
| 2. 施加确定到达患者脑中的适宜的言语刺激。 |
| 3. 反复施加感觉刺激。 |
| 4. 诱导患者对各刺激进行反应。 |
| 5. 不可强制患者进行反应，要诱导其反应。 |
| 6. 比起矫正错误反应更重要的是对其施加刺激。 |

（3）灵活运用视觉、触觉等多个不同的感觉系统，能带来更强劲的言语刺激。

（4）重复给予刺激。由于此时患者集中注意力倾听刺激很重要，若遇到由于无法理解指示而中途就开始进行言语表达的患者，应通过手势等提示该患者停止说话，将注意力集中到听觉刺激上。

（5）诱导患者对恰当适宜的刺激做出一些反应。此时，应从对于该患者来说容易反应的方法开始，阶段性的逐渐过渡到困难的方法（如对于称呼困难的患者，应鼓励其复述，根据患者对目标反应水平随机应变进行调整）。

（6）不要强制患者对刺激进行反应，重要的是引导患者产生反应。患者产生正确反应时，要及时给予肯定，从而强化刺激-反馈回路。

（7）如果患者不能对刺激进行正确反应，不要去纠正他，应该反复施加刺激。若依然失败，治疗师则应反思刺激的种类及施加方法。

Schuell 等不是教给患者单词和句型规则等，而是本着与患者沟通为宗旨，通过给予适当的刺激使得患者存在障碍的言语过程发挥最大的功能，从而全面恢复其言语功能。Schuell 等的治疗原则与其他方法相配合，至今仍运用在系统性的治疗当中。

2. 功能重组法　Luria（1970）认为，大脑皮质一旦被破坏将引起不可逆的功能变化，受损功能的恢复会十分困难，因此，为了改善失语症症状，将残存功能进行重组非常重要。也就是说，该理论即主张通过利用原本没有关系的功能系统形成迂回路，从而实现行为的可能性。Luria 在应对造句困难、语法缺失的患者时，借助外部辅助手段，用不同的图形分别表示主语、谓语、宾语的词头提示，通过给患者提示这些图示化的语法结构，来推动其语法生成的训练。Luria 的功能重组法的思维方式，之后应用在各种各样的治疗情景之中，以下对其代表性的方法进行介绍。

（1）旋律语调治疗（melodic intonation therapy，MIT，Sparks 等[12]）：如图 4-1 所示，在利用旋律进行自发语训练中，通过让患者学习强调语句自然的抑扬顿挫的旋律，达到改善其自发说话的目的。这一训练法由 4 个阶段构成。首先，治疗师一边用手打拍子一边哼唱旋律，患者也和治疗师一样，从一边用手打拍子一边哼唱旋律开始，阶段性的一步步改善，最终达到没有旋律也可以用正常的语音语调说话的程度。MIT 对与语音语调处理有关的利用右脑功能的方法进行过相关研究。

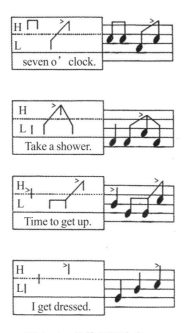

**图 4-1　旋律语调治疗**

（2）运用关键词法的假名文字训练（柏木，1978；铃木等，1990）：日语文字体系由假名与汉字两部分组成。作为象形文字的汉字源于中国，用于书写名词、动词、形容词、副词语干的词素，表示其读音与意思。作为表音文字的假名，有平假名、片假名两个类型，两种类型的假名构成都非常普通，比汉字简单。其中，平假名用于表现亲近性较低的汉字构成的名词、助词等功能性语言，以及动词、形容词、副词的活用语尾，片假名主要用来表示外来语。假名作为表音文字，从该意义上来说与字母相似，但又不尽相同，主要表现在表达假名时文字与发音（元音，或元音＋辅音）有一对一的对应关系。由于假名一字一音，且其本身不具备任何意义，因此与汉字相比其所承载的信息量少且抽象。另外，要形成两个音节以上的假名单词，需要同时具备音位操作能力和假名文字回想能力。因此，在日本的失语症患者中，经常出现假名操作障碍比汉字障碍更严重的情况。另外，同样是反复练习，假名练习往往比汉字练习更难取得较好的效果。因此，诞生了将"假名-文字"作为关键词、赋予其意义，从而促进患者假名再学习的训练方法。这就是"运用关键词法的假名文字训练"。具体步骤为：首先通过书写与朗读训练，促进患者关键词与假名-文字的联合学习，逐渐过渡到不提示关键词也可以书写、朗读假名-文字，最终能够自如书写、朗读单词与短文。另外，铃木勉等在应对回忆关键词困难的失语症患者时，将关键词限定为用汉字-文字表示的单音节词，采用了把辅助关键词回忆的提示语进行组合的方法，取得了一定的成果（如学习目标为假名"い"时，将关键词"胃"与关键词的提示语"胃が痛い"进行组合训练）。

3. 认知神经心理学法　Marshall（1996）和 Newcombe（1973）运用了以普通人的数据为基础构筑的与言语信息处理过程有关的认知心理学模型，对失语症患者的失读症症状进行分析，从而发展了失语症的认知神经心理学方面的研究。认知心理学模型与单词处理相关联，主要有 2 种类型：一种表示存储与处理以及信息的传递和存取（图 4 - 2）；另一种叫作"并列分散处理模型"，由多个单元结合构成网络，假定在各单元中处理与信息是分散的，进行联络的单元向双方传递信息的同时也进行处理（图 4 - 3）。失语症被假定为其模型中一部分的功能单位、通路受损，按照以下顺序进行治疗。

（1）分析是哪个功能单位或通路受损。

（2）建立有关恢复结构的假说，推敲是修复受损的言语表征和规则本身，还是疏通对其的存取，或是促进功能重组等。

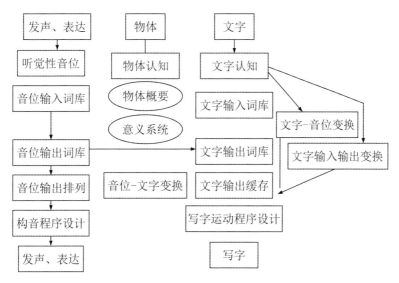

**图 4-2　单词的信息处理模型**（藤林等 2004 年改编）

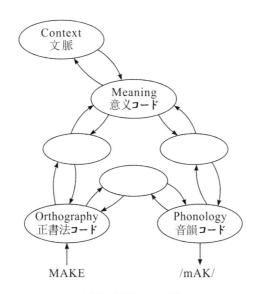

文脉：语境、上下文
意义コード：语义代码
正書法コード：正字法代码
音韻コード：音位代码

**图 4-3　通过并列分散处理的词汇处理模型**（引用：小野，1999 年）

（3）根据假说决定治疗步骤，实施治疗。

（4）根据治疗效果验证假说，考察功能恢复的结构。

认知神经心理学法本身是不提供具体的训练方法的，根据以诊断为目的的各种检查结果，推敲正常的言语信息处理过程的哪个部分出现了功能不全的状况，从而建立有关障碍以及恢复结构的假说，在构成治疗战略的基础上，对认知神经心理学模型进行理解是非常有用的。Kay，Lesser，Coltheart 等（1992）为了开展认知神经心理学式的失语症评估，开发了名为失语症语言加工的心理语言评估（psycholinguistic assessment of language processing in aphasia，PALPA，Kay 等［6］）评估方法，这是基于言语信息处理模型的评估方法。在日本，为了方便对说日语的患者进行检查，开发了失语症词汇检查（藤田等，2001）、SALA 失语症检查（藤林等，2004）。

另外，也可以说认知神经心理学的研究更注重单词方面的障碍。像表达错误这样特殊的表达障碍或语法/造句等语句方面的障碍，有必要对其分别进行探讨。

### 二、实用性沟通能力障碍的相关理论

对实用性沟通能力障碍的研究，有直接研究、利用扩大、替代或辅助沟通进行研究替代等几种方法。在实用性沟通的训练中，我们根据患者日常生活中的需求选择训练材料和方法，以提高沟通交流的有效性为焦点进行训练。

1. 实用性沟通能力的评估方法

（1）功能性沟通能力检查法（functional communication profile，FCP，Sarno，1969）：着眼于失语症患者在言语检查中所表现出的言语功能和日常沟通能力并不一定是一致这一点，开发了以评估患者日常沟通能力为目的的评估方法——FCP。该方法对日常生活中的沟通行为的各个方面进行9 个阶段评分，然后对照评估标准，得出结果。

（2）日常生活沟通能力评估（communicative abilities in daily living，CADL，Holland，1980）：评估是由尽量接近日常生活中沟通交流的情景构成的，主要以"患者是否在言语表达以外用手势、绘画、文字等来传达自己的意思"为重点进行计分。参照 CADL，日本也开发了实用沟通能力

检查（绵森等，1990）。该检查以了解患者在日常生活中如何与人进行沟通为目的，分为自动售货机的使用、购物等34个项目，治疗师和患者运用实际生活中的物品、通过角色扮演游戏的形式进行评估。评估结果除了参照该检查的得分情况，还要综合患者使用的四个范畴的沟通策略（写字与指认等代偿反应、听反馈、自我修正、回避）进行考虑。

（3）失语症交谈分析检查法（conversation analysis profile for people with aphasia，CAPPA，Whitworth，1997）：该评估方法以向失语症临床导入对话分析的手法为目的而开发，主要由3个部分构成：①对现在对话能力的侧面观察。②和对话风格及对话机会相关的患病前及目前状况的侧面观察。③对话分析（将失语症患者和其合作伙伴的10分钟左右的对话文字化处理后进行分析）。要注意的是，失语症患者的沟通能力会根据对话者的回答而变化，这一点很重要。该评估方法以失语症患者和其伙伴的对话为焦点，优点在于激活失语症患者的沟通欲望、促进其心理-社会性方面的恢复。因此，为了通过对话分析评估在何种情景下能促进失语症患者高效沟通，治疗师要对患者的家属及身边的人介绍具体的对话方法。

2. 对实用性沟通能力的研究

（1）失语症交流效果促进法（PACE训练，promoting aphasics' communicative effectiveness，PACE，Davis & Wilcox，1981）：Davis和Wilcox为了提高患者日常生活中沟通的有效性，提出了PACE训练。该训练通过让患者自由使用言语、手势、绘画等手段来传达自己的意思。治疗方法如下：①治疗师与患者互相交换对方不知道的新信息。②根据实际需要，患者可自由选择打手势、画画、指认实物等表达方式。③由于在信息的传达与接收时，治疗师与患者的角色分担是对等的，因此，治疗师和患者既是说话者又是倾听者。④患者若顺利传达信息，给予其自然的反馈。

训练遵循上述原则，使用物品图、动作图、连幅图3种绘画卡片进行对话训练。

（2）描画训练：作为辅助言语表达障碍的代偿性沟通手段，描画非常有效。其优点在于，所画之物得以存留。因此，可以在对话中进行参照、加以修改、成为回忆的线索等。虽然对于结构性失用严重的患者和配合治疗师困难的患者来说该方法比较难以实施，但不否认很多失语症患者通过该训练后描画技能得以提高。更因为有看得见的成果，也成为对患者和其家人的鼓励。另外，还有患者将描画发展成为其兴趣，总的来说，我们期待通过该训练能带给患者生活质量的提高。

（3）手势训练：作为辅助言语表达障碍的代偿性沟通手段，除了"描画"以外，"手势"也非常有效。其优点在于，不需要道具、能轻松对多个对象进行表达、表现动作的同时还可以传达表情等。另外，由于很多重度失语症患者同时伴有肢体方面的障碍，尤其是上肢功能受损，因此对于他们来说该训练法实施起来比较困难。

作为系统性的手势训练，这里提出 Helm-Estabrooks 等（1991）的视觉刺激疗法（visual action therapy，VAT）。

（4）沟通笔记本：就是每个患者记录的自己在日常生活中认为很重要的事物的图画、照片、文字，并分类装订起来的本子。患者通过指认笔记本中的内容，与他人进行沟通。其优点在于，即使对于画画与做手势困难的患者只要有用手指认的能力就可以运用该方法。其不足在于，笔记本上能承载的词汇量有限、无法传达紧急性的要求等。另外，患者是自发使用还是由旁人督促使用取决于每个患者自身的情况，若患者能自发使用沟通笔记本，将有利于提高其智能、沟通欲望以及社会性关注等。

3. 促进心理性、社会性适应的研究　由于言语能力是一个人在社会上生活不可缺少的能力，因此，对丧失言语能力的患者来说也许会造成其迷失自我等严重后果。患者对失语症的觉知往往会使其衍生出自我否定感，降低其沟通欲望，陷入社会性孤立的状态。这对其家人来说，也是一个巨大的打击。因此，提高失语症患者的沟通欲望以及主动行为是与失语症训练同样重要的事。这里我们提倡"小组训练"这一有效的方法。关于小组训练的具体介绍详见第六章，这里不作赘述。另外，也有学者认为绘画、书法等对失语症患者的心理康复较有效（Kashiwagi，1994；佐藤，2001）。还有学者指出，由于对于多数失语症患者来说临摹是较容易存留的技能之一，通过反复练习还可促进其更快地进步，并且也可以成为失语症患者自我展示的手段，患者家属及其身边的人通过其作品可以体会到其丰富的精神内涵，从而提高了对失语症患者的接纳性。

另外，值得注意的是，失语症的重症度和患者的心理性创伤程度不一定成正比。即使是轻度的失语症患者，也有被病前的言语活动导致的心理严重受损情况发生。因此，尽量尊重患者的需求，致力于进行患者自身能认可的治疗非常重要。

失语症患者的社会参与受限，失语症患者的就业率低于身体功能障碍者就业率，事实证明了言语上的缺陷比身体功能障碍就业更困难。由于失语症患者的复职不仅与患者自身的言语能力、上肢功能、认知功能等有关，很大程度上还受到工作种类、职场对障碍的理解度等影响。因此，需要进行个别的探讨。另外，在对待失语症患者的家庭回归时，其身边的人要努力营造适合的沟通环境与生活环境等。

（井堀奈美　翻译：谈苏欣）

# 第五章　失语症治疗与进展

## 第一节　失语症的治疗目标

从世界卫生组织（2001）ICF 框架的角度来看，旨在改善损伤的方法侧重于"身体功能和结构"，旨在弥补损伤的方法着眼于"活动/参与"，前者以障碍为导向，后者以功能为导向。治疗可以是直接训练（即旨在改善或恢复受损功能）和/或代偿训练（即旨在弥补不可再学习的障碍），这两种治疗方法可能涵盖各个领域（表 5 - 1）。

以障碍为导向的治疗，其目标针对语言损伤的部分，使用正常的语言模式和认知处理方式，来判断沟通系统及语言处理模式中哪部分受损，其训练的目标就是这些受损的部分。以功能为导向的治疗目标由患者及照顾者共同制订，最大限度发挥个人的作用，将语言的重要性降低。失语症治疗的目的和目标，需要持续从急性阶段到康复阶段，并进入社区生活。

表 5 - 1　国际功能、残疾和健康分类（ICF）：失语症的治疗目标

| ICF | 目　标 |
| --- | --- |
| 身体结构和功能 | 恢复失去的功能，包括对语言的理解和使用表达性语言的能力 |
| 活动 | 最大限度地利用现有能力，减少沟通障碍，可能包括补偿性策略和辅助替代沟通方式 |
| 参与 | 根据个人的情况和兴趣参与<br>培养社交技巧和自信，促进独立和决策能力<br>减少孤立和加强社会融合 |
| 心理 | 最大化提升个人的幸福感和生活质量<br>建立应对策略 |

## 第二节　基于 ICF 的失语症治疗

康复的阶段可以包括急性、康复和社区，失语症患者在不同的阶段都需要介入失语症治疗，并且无论是病情稳定或尚在进展的患者，都应该进

行合适的治疗，患者在病发初期或后期也应该受益于适合的治疗，病发初期几天甚至发病几年后都可以介入治疗，在发病后开始几天，患者面对突如其来的疾病以及不能理解发生了什么，在早期阶段，言语治疗师可以先借由非正式的评估或筛查判断患者是否有失语症及其他的沟通障碍，向家属解释这种情况，减少家人的担忧，告知医疗人员及家属与患者有效沟通的方式，为患者建立一个可沟通的环境，并确保之后的治疗，尽早（急性期3个月内）介入治疗。失语症患者应该接受密集性和针对性个人化的失语症治疗，以确保改善他们的沟通和日常生活，且治疗应在符合资格的专业人员监督下设计和进行。除了言语治疗师进行的治疗之外，家庭参与通常是失语症治疗的一个重要组成部分，这样家庭成员可以学习与患者沟通的最佳方式，可以了解失语症、使用交流方法、学习如何适应患者加强沟通、学习如何支持言语治疗，例如，帮助他们参与家庭之外的活动。以个人和家庭为中心的照护是一种基于个人、家庭和医生之间互相帮助的协作方法。每一方都同样重要，每一方都接受他方带来的信息、技能和经验。这种方法结合了个人和家庭的偏好和目标，并提供了一系列服务，包括咨询和情感支持、提供信息和资源、协调服务以及学习促进沟通的特定方法。

　　治疗可以包括针对性治疗、补偿性训练、谈话治疗、日常沟通功能/参与的治疗、沟通环境的设定、沟通支援或替代沟通的训练（例如沟通辅助器具）。治疗的模式可以包括个别治疗、小组治疗、远程康复或电子仪器辅助治疗（表5-2）。

表5-2　国际功能、残疾和健康分类（ICF）：失语症的治疗

| ICF | 治　疗 |
| --- | --- |
| 身体结构和功能 | 针对特定语言加工流程<br>最大化利用大脑可塑性<br>大脑的语言区域再学习<br>重新学习词汇<br>神经语言学 |
| 活动 | 个体化补偿策略，如话题导向和环境的修改<br>在适当的情况下利用其他交流方式，如手势、绘图和符号，或计算等技术<br>与沟通伙伴一起工作，最大限度地提高工作效率、促进决策和提供更多交流的机会 |

| ICF | 治 疗 |
|---|---|
| 参与 | 支持个人和与他们有重要关系的人实现短期和长期目标的治疗和技术<br>协助生活方式和角色的改变<br>为就业、教育、购物和服务提供适当的便利，包括转介到当地社区和志愿组织 |
| 心理 | 为失语症患者及其家属提供失语症的信息，在患者及家属适应期中提供帮助<br>如有需要，可提供转介或心理支持 |

# 第三节　ASHA 关于失语症治疗方法的介绍

## 一、失语症的生活参与法

失语症的生活参与法（life participation approach to aphasia，LPAA）是一种类似于由需求驱动的模式，而不是具体的临床方法。最明确的目标是提高社会参与，治疗主要发生在家庭和社区，将失语症患者和受其影响的其他人的生活问题置于决策中心。测量的方法为记录生活提升的改变，个人和环境都是治疗介入的目标。失语症的生活参与法通过日常参与自己选择的活动帮助失语症患者重新融入生活 。

## 二、脚本治疗

脚本治疗（script training）是失语症治疗的一种功能性方法，它列好准备内容（理解、记忆和回忆活动的事件序列）来促进个人相关活动的参与。使用这种方法，治疗师和失语症患者发展出一个有准备的对话或一个感兴趣的活动的对话，然后反复实践它，直到有准备的对话变得自动和轻松。

## 三、旋律语调治疗

旋律语调治疗（melodic intonation therapy，MIT，歌唱）用于重度非流畅的失语症，利用语言的音乐元素（即旋律、节奏和力度）来提高表达能力。这种方法利用未受损的右脑区域完整的功能（唱歌）参与，能够恢复语言功能。个人先唱简单的短语，然后逐渐地增加音节长度的短语。治疗师会给出视觉和触觉提示，并练习对个人具有社会和功能重要性的短语。随着时间的推移，对语调的依赖逐渐减少（参见图 4-1）。

### 四、强制诱导语言治疗

强制诱导语言治疗（constraint-induced language therapy，CILT）是一种集中治疗方法，其重点是提高口语输出，同时抑制（限制）代偿性沟通策略（如手势和写作）的使用。除了"强迫使用"口头语言外，CILT还通过集中进行高强度训练，CILT的原理和技术来源于强制诱导运动疗法（CIMT），限制使用受影响较小的肢体，同时使用强化治疗训练患侧肢体的运动。

### 五、语意特征分析治疗

语意特征分析治疗（semantic feature analysis treatment，SFA）是提升失语症患者的找词能力，帮助失语症患者识别有难度的目标词语意特征的一种方法。治疗师通过提问或完成句子的方式，协助患者回答，例如，如果理解"医生"有困难，那么患者可能会被提示与"医院"相关的信息（例如，他在哪里工作）；还有类别概念、相关字、物体外在特征等。SFA通过激活与目标词相关的语意网络来改善词的提取能力。

### 六、动词网络强化治疗

动词网络强化治疗（verb network strengthening treatment，VNeST）是一种在句子语境中促进词汇表达的治疗方法。以动词及其作用为目标，以激活语义网络，提高基本句法结构（如主语-谓语-宾语）的产生。例如，给失语症患者谓语动词，要求其表达相关的主语和宾语（例如，艺术家-绘画-图片）

### 七、交流效果促进法

交流效果促进法（promoting aphasics' communication effectiveness，PACE）是旨在提高对话能力的治疗方法。失语症患者和治疗师轮流作为信息发送者或接收者。对话信息的图片提示对接收者是隐藏的（类似于屏障任务），说话者使用他或她选择的方式来传递信息。

## 八、提示层级治疗法

提示层级治疗法（cueing hierarchies）是使用了比较久的治疗，一种提供更多信息促使提取词汇的方法，使用语音提示、语意提示、上下文提示、接句提示或个性化提示（例如你每天早上都会吃的），语音提示和接句提示是对找词最有效的，但是提示应先从最小效能开始，渐渐提高更多，一旦患者反应被促进之后，再减少提示的效能。

## 九、辅助沟通替代系统交流

辅助沟通替代系统交流（augmentative and alternative communication，AAC）是一种涉及用辅助（如图片交流符号、线条图、符号和有形物体）和/或独立的符号补充或替代自然交流方式的治疗。辅助符号需要某种类型的传输设备，包括语音生成通信设备。策略和设备可临时或永久使用，并可与自然交流方式结合使用，侧重于利用个人的残留语言能力，并训练交流伙伴使用"辅助输入"来增强理解力，并提供书面选择，帮助失语症患者指出偏好、想法和感受。

## 十、音韵组成分析治疗

音韵组成分析治疗（phonological components analysis，PCA）是属于音韵编码的直接治疗方式，与语意特征分析治疗类似，目的也是通过分析音韵的特征，促进目标词汇的表达能力。先让患者命名，不论患者是否命名正确，都要求回答目标词汇音韵结构相关的问题，如声母、韵母、声调、音节数、与目标词相同声母的词汇，如果患者不会，将提供选择。

## 十一、沟通伙伴治疗

沟通伙伴训练（communication partner）是一种让沟通伙伴参与促进失语症患者交流的治疗方法，为失语症患者及其主要沟通伙伴（如配偶）提供语言和非语言沟通策略的治疗。策略可以包括绘画、手势、提示、理解信息和总结信息等，策略由个人和他或她的沟通伙伴选择，并在日常对话中练习，言语治疗师可以给这两方进行指导。

Schuell 刺激法也是经典的治疗方法，详细介绍可见本书第 34 页。

## 第四节　澳大利亚失语症康复模式

澳大利亚失语症康复途径（AARP）是一套失语症标准管理途径，由国家卫生和医学研究委员会（National Health and Medical Research Council，NHMRC）、国家失语症康复临床研究中心（Clinical Centre of Research Excellence，CCRE）从 2009 年至 2015 年开发完成，由澳大利亚各地主要的言语病理学研究人员、临床医生和管理人员共同完成，它是专为言语治疗师设计的，可帮助指导以人为本，基于循证的失语症服务，旨在优化失语症患者及其家人/朋友的总体康复过程，其包含 8 个关键的方面：①接受正确的转介和推荐。②优化初次面诊。③设定目标和衡量结果。④评估。⑤提高干预。⑥改善沟通环境。⑦改善个人因素。⑧过渡性计划。

### 一、接受正确的转介和推荐

提高大众对失语症的认识，强调失语症是脑卒中早期及持续的症状，向失语症患者及其家人提供信息。对相关卫生专业人员进行失语症的培训，言语治疗师或其他卫生专业人员利用灵敏度高、正确有效的筛查工具早期识别出失语症，适当转诊到言语治疗服务，言语治疗师为失语症患者的照顾者进行沟通培训，提供加强交流的策略。脑卒中发生时，急救人员可能是失语症患者最早接触的沟通人员之一。在 2013 年，澳大利亚为救护车护理人员建立了一个沟通委员会，以帮助卫生专业人士了解失语症患者住院前的沟通需求。为了让失语症患者更好地表达自己想法和意见，并让他们感受到自己的想法有被听到和重视，专门设计了成人失语症支持谈话（SCA）。SCA 旨在通过肢体语言和手势、图画、象形文字以及口头和书面文字来改善对话互动，使失语症患者的能力可以通过对话伙伴的技能来展示，与那些只接触失语症患者的志愿者相比，接受过训练的志愿者与失语症患者沟通和挖掘失语症患者沟通能力效果更好，接受过沟通训练的学生与仅接触失语症理论知识的学生相比，更能与失语症患者沟通及建立融洽的关系。以下列举一些关于此策略的信息。

1. 给予认同　失语症患者需要别人认同他的能力，尽管语言功能有受损，但是还保留了一部分的理解及社交沟通的能力，使用自然的语调来认同他们，在进行交流时，在适当的时候说"我知道你理解了"，适当把沟通障碍归因于彼此作为沟通者的局限性，告诉失语症患者，尽管已经尽了最大的努力，沟通还是会有中断的时候，承认受挫的共同经历是有效的，也是令沟通双方放松的。

2. 使用技巧　有一些沟通技巧可以帮助与失语症患者之间的信息和情感交流，可以尝试一些方法让失语症患者理解你，如使用简单的句子；交谈时使用手势；写下关键词或主题，例如，疼痛（用粗体大字）；用图片来说明一个想法，一次只关注一张图片；消除干扰、噪声、太多人或多种视觉干扰；观察患者的面部表情、眼神、身体姿势或手势，以确定他们的理解情况。

对于失语症患者来说，将信息传达出去可能是一个更大的挑战，为了帮助他们表达想法，可以尝试一些技巧，如问是或不是问题；一次问一个问题；问一些固定选择的问题，比如"你想要水还是咖啡?"把"是"或"否"的问题从笼统的到具体的；让他/她做手势，指着物体或图片，或写关键词，比如"你能给我看一下……吗"；适当等待，给他/她足够的时间做出回应。

验证沟通信息让失语症患者感到被理解和重视是很重要的，可以说"所以让我确保我理解了"，并使用一些方法进行清晰的总结。添加手势或书写关键词；重复对方的信息；帮助补充完你认为对方可能想说的话；如果内容很长，简明概括一下。

3. 如何使用沟通技巧　与失语症患者沟通时，特别重要的是你要保持自然，如果让失语症患者感觉你在刻意和假装，使用过多的技巧也会使沟通效率降低，仔细观察失语症患者的表现，找到能得到最佳反应的沟通技巧，当沟通出现障碍时，首先添加手势，然后根据需要逐渐添加更多技巧。

4. 使用材料　与失语症患者交流时，可随身携带沟通材料，以帮助进行对话和理解，例如，用于书写和绘图的空白纸以及中等黑色的记号笔；失语症患者使用铅笔可能更方便；抽认卡，常用的字卡或图卡用来介绍或变更话题。

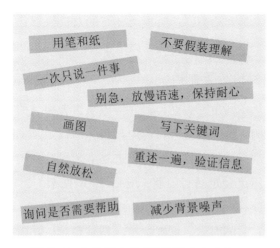

用笔和纸　　　不要假装理解

一次只说一件事

别急，放慢语速，保持耐心

画图　　　写下关键词

重述一遍，验证信息

自然放松

询问是否需要帮助　　　减少背景噪声

**图 5 - 1　与失语症患者沟通的十大建议**

来源：the communication disability network www. ukconnect. org

## 二、优化初次面诊

言语治疗师和患者之间的初始接触是急性脑卒中管理的关键因素。除了为患者及其家人建立沟通方式和支持外，最初的临床沟通还提供了确定病情，排除各种假设和完善决策所需的信息（Hatala，1997）。根据临床检查的结果，临床医生通常会开始进行预测预后，制订适当的干预和管理计划，并与多学科团队联系，考虑适当的转诊和出院（Sackett，1992）。因此，优化与失语症患者及其家人的初始接触，是确保跨失语症管理中进行最有效、最适当干预的至关重要的一步。

1. 优化初步评估　怀疑是失语症的患者应该及时接受言语治疗师的评估，确定失语症的诊断及失语症的严重程度，了解患者表达医疗需求的能力，对失语症应该尽早发现，并进行早期干预，以此减轻延误治疗带来的医疗负担。评估患者之前应该了解患者当前的医疗状况和病史，从家人和照顾者中获取患者患病前的功能状态及目前的功能现状、个人爱好及个人有关信息，家人目前给予的支持，利用治疗师的经验，从各种临床检查中获取信息，使用循证实践，与多学科合作，将患者的个人需求和价值观纳入决策，制订干预管理计划。

2. 优化初步管理　当前没有任何指标可用于明确判断患者不适合进行康复，或不太可能从康复中受益，所以对任何失语症的患者都应进行失语症的服务。对失语症的家人及照顾者提供失语症的相关理论知识，使其了解失语症，提供支持和培训，使其成为熟练的对话伙伴；对多学科团队中的医护人员提供个性化的交流策略，以适合与失语症患者的交流。

### 三、设定目标和衡量结果

训练目标应从不同角度去设定，并考虑与患者相关的人员，强烈推荐将患者及照顾者的想法纳入治疗目标中，目标的设定是动态的，在训练的不同阶段都可以进行调整，目标的设定也是多学科统一的，团队可以朝相同的目标努力。建议设定目标时将 SMARTER 框架与 SMART 目标（图5－2）一起使用，并在目标设定过程中联合运用。SMARTER 的目标设定涉及以下概念：共同商量、可被调控、易被理解、贴近实际、清晰、不断发展和以患者为中心。根据对失语症患者的访谈研究（Linda Worrall），以下列举患者的想法，了解失语症患者在康复过程中一般需要什么（表5－3）。

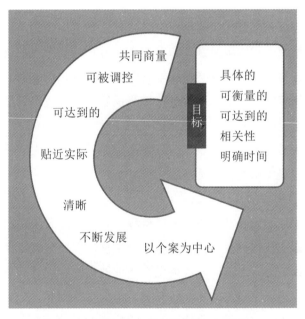

**图 5－2  SMARTER 框架与 SMART 目标**

表 5 - 3　失语症患者的康复需要

| 目　标 | 描　述 |
|---|---|
| 重返生活 | 大多数希望恢复正常，摆脱目前的状况，回归到自己的生活中，但某些患者慢慢接受目前状况，改变恢复正常的目标，更切合实际。<br>首要目标是从脑损伤中恢复过来，并不急于进行康复治疗。 |
| 沟通 | 意识到沟通交流的重要性。<br>无法说话的强烈挫败感，绝望感，孤独感和沮丧感。<br>有需求的沟通范围，有部分想要表达意见，有部分想要能沟通兴趣（例如篮球）。<br>训练的方法与现实生活相关，并不是谈论过去发生的事情。<br>想要学习特定的词汇（例如子女的姓名，言语治疗师离开后可以用于沟通的词汇）。 |
| 信息 | 在最初的沟通中，希望能被告知目前的状况、目前的诊断、治疗方法及愈后，如专业术语"失语症"一词，应当清楚地向患者解释，并告知疾病相关的信息，也能让患者自身更清楚地了解情况。部分患者也希望了解治疗的更多信息，知道治疗师制订的目标。 |
| 言语治疗和其他医疗服务 | 希望言语治疗能在康复的不同阶段中进行，能满足不同阶段的需求，并能长期康复。<br>希望言语治疗师能与其他医疗服务提供者协作联系。 |
| 独立 | 能早日从医疗机构回到家中，做自己想做的事情（例如使用电话、电脑）。 |
| 尊严 | 尽管沟通困难，但是智力依然保留，希望能得到尊重。<br>根据生病前的技能、成就或取得的进步获得尊重和夸奖。 |
| 社交 | 依然有社交目标，与家人朋友聊天，给小孩讲故事。 |
| 贡献 | 愿意帮助其他失语症患者，并帮助言语病理学的学生，通过一些活动提高人们对失语症的认识。 |

## 四、评估

评估的形式包括标准化评估、非标准化评估及动态评估，评估的目的是进行诊断、观察各项能力的强弱、预后、规划目标及制订合适的训练计划。评估不仅仅是评定语言能力，而是以评估为机会，了解患者的情况及强弱项，以及对评估过程中言语治疗师使用的策略的适应性，也可进行情境性的评估，以了解患者的功能性沟通能力。评估的结果需记录在案，并与患者及家属进行无障碍的解释。单一的评估工具并不能全面地展示患者的语言情况，建议以国际功能、残疾与健康分类（ICF）为框架进行评估，澳大利亚失语症康复路径依据 ICF 对失语症评估工具进行分类，描述了分别针对于"身体结构和功能"与"活动和参与"的评估工具。

### 五、提供干预

失语症的治疗形式包括个体治疗、小组治疗、计算机治疗、远程治疗及家庭治疗。失语症的患者应该持续接受言语语言治疗，无论是在早期还是晚期，都应该进行失语症的接收及表达训练，并在日常环境中进行沟通。在失语症早期1个月内，应进行至少15~20小时的治疗，每天进行45~60分钟，并能在6个月内继续维持。失语症的治疗计划除了满足患者的需求及语言能力情况外，还需要满足家人及照顾者的要求，并对日常功能性活动、活动参与及生活质量进行干预，以及患者的职业、人际关系及娱乐等。为了改善失语症患者的沟通环境，让失语症患者有更好地交流及更高的生活参与度，还需对照顾者、家人和朋友进行训练，进行沟通伙伴培训。

### 六、改善沟通环境

为失语症患者创造可沟通的环境，友好的沟通环境，让失语症患者敢于进行表达，应对沟通伙伴进行培训，包括医护人员、家人、朋友及照顾者等，培训沟通的技巧，在失语症患者表达时给予合适的支持和帮助，并制作适合失语症患者的沟通材料，辅助失语症患者表达，可以使用辅助沟通替代系统（augmentative and alternative communication，AAC）。

### 七、改善个人因素

通过学习，患者慢慢对自己进行管理，包括管理自己的恐惧、愤怒和抑郁情绪，并能提升自我的正面情绪，有积极的情绪支持治疗；在脑损伤后的最初几周，社会支持对于突然面临生活变化的个人至关重要，所以改善现有的社会支持可能是减少或预防患者抑郁等精神疾病的一个重要策略。

### 八、过渡性计划

多数失语症患者对于出院后的生活比较担忧和恐惧，言语治疗师应该提早做好失语症患者出院后的康复计划，以书面和口头形式向患者及其家人提供出院后的指导，包括当前的语言能力、重要的干预措施和持续的康复建议，并对患者进行持续的监测与管理，联系患者就近的失语症团体，与后续进行康复的言语治疗师进行沟通，做好转诊，以确保康复训练的连续性。

## 第五节　加拿大失语症成效评估架构图

与失语症共存：成效评估架构图（living with aphasia：a framework for outcome measurement，A-FROM）是加拿大失语症协会制订的。A-FROM 与 ICF 很相近，但 A-FROM 呈现出与失语症相关的 ICF 架构与其各模式间相互影响的动态过程，有助于加强我们治疗计划的实施，以确保对失语症的个人和家庭产生实际影响。A-FROM 根据失语症的生命参与方法的观点，专注于与失语症为中心相关的干预和效果部分，对失语症患者生活质量的四个结构进行描述（图 5－3、表 5－4），并以明确的格式呈现，易于实际应用。因为现实生活中四个领域都与生活质量相关，之间是重叠和相互作用的，所以架构图使用重叠的圆圈而不是单独的带有箭头的方框。A-FROM 不是具体的干预措施或测量方法及工具，主要强调了关注与失语症相关的结果的重要性，它帮助临床医生、治疗师、患者考虑各种干预措施能带来什么样的效果。如果结果对患者不是很有意义，那这样的治疗成果是不

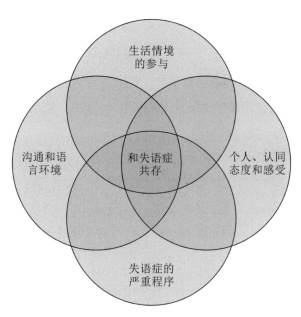

**图 5－3　与失语症共存：成效评估构架图**

**（来源：加拿大失语症协会）**

成功的，有意义的结果应该是日常生活中沟通的使用方式（参与）以及动机、自主意识以及自信心（个人）等方面的相关变化，最关键的结果是参与（关系、角色和选择的活动）和个人因素（情绪、心理、态度）。结构及功能（语言能力）和环境（沟通障碍和支持，包括他人的意识、态度和沟通技巧）对于生活参与、自我意识和整体生活质量都是潜在的影响因素。

表 5 - 4　失语症的 ICF 框架

| 结　构 | 描　述 |
|---|---|
| 语言及相关功能损伤 | 类似 ICF 中的"障碍"，包括语言功能理解、说、读和写。 |
| 沟通及语言环境 | 除了个人之外任何影响沟通的事物，如他人或社会的态度、伴侣的性格和身体因素等。 |
| 生活情景的参与 | 日常生活中的人际关系、角色和活动。 |
| 个人因素 | 一个人的特质，如情绪、心理、态度和自我感受。 |

# 第六节　失语症联盟的 10 大最佳治疗及管理建议

1. 所有患有脑部损伤或退化性脑疾病的患者，都应接受沟通障碍的筛选检查。（级别：C）

2. 所有怀疑患有沟通障碍的人士，应由符合资格的专业人员（根据国家标准）进行评估。使用的评估应超越筛查程度的检查，以确定沟通障碍的性质、严重程度和影响。（级别：B，C）

3. 失语症患者应接收到有关失语症、失语症病因（如脑卒中）和治疗选择的资讯。（级别：A～C）

以上适用于从病发初期到后期的所有保健阶段。

4. 所有失语症患者在服务终止时，应该有某程度的沟通能力（例如能够使用沟通辅助器具、家人协助、家人辅助沟通）以表达需要和愿望。如患者并没有足够的沟通能力，他们应该有相关的记录以计划如何及何时提高沟通能力。（级别：GPP）

5. 失语症患者应该接受密集性和针对性个人化的失语症治疗，以确保改善他们的沟通和日常生活。（级别：A～GPP）

根据治疗方向、强度、时间，以下的治疗应在符合资格之专业人员监督下设计和进行。

（1）治疗可包括针对性治疗、补偿性训练、谈话治疗、日常沟通功能/参与的治疗、沟通环境的设定、沟通支援或替代沟通的培训（例如沟通辅助器具）。

（2）治疗的模式可以包括个别治疗、小组治疗、远程康复或电子仪器辅助治疗。

（3）患者的失语症无论是稳定性（例如脑卒中）或渐进性，都应该受益于适切的治疗。

（4）稳定性失语症患者（例如脑卒中或脑创伤人士）在病发初期或后期都应该受益于适切的治疗。

6. 失语症患者的沟通伙伴（例如家人或照顾者）应接受适切的训练，以改善他们与患者的沟通。（级别：A，B）

7. 失语症患者的家人或照顾者应包括在患者的恢复过程中。（级别：A～C）

（1）家人或照顾者应该获得有关失语症成因及对患者影响的资料，和其相关的支援。（级别：A）

（2）家人或照顾者应该学习如何更有效地与失语症患者沟通。（级别：B）

8. 为失语症患者提供的服务，应适合他们的个人文化背景和个人需要。（级别：GPP）

9. 所有提供失语症患者服务的医疗和社区护理人员（包括护理病发初期、后期及临终期之人员），应接受有关失语症的教育和支持失语沟通的培训。（级别：C）

10. 给予失语症患者的资料及讯息，应该以特定的"失语症"格式设计（例如加大字体、使用简易文字、加插图像等）。（级别：C）

建议或证据级别：

级别 A：研究证据可以被引用作为可靠的临床实践。

级别 B：研究证据可以被引用作为一般的临床实践。

级别 C：研究证据可以提供部分建议于临床实践。

级别 D：研究证据较弱。

良好实践点（good practice point，GPP）：建议由专家意见或共识组成。

（陈杉杉　王如蜜）

# 第六章　教材、训练仪器

## 第一节　概　述

### 一、教材的作用

失语症的训练是为改善语言功能，提高语言交流能力而采取的各种方法。对于众多失语症患者来说，失语症训练与其说是一种新的学习，倒不如说是有效利用输入脑内的辞典（词汇、音韵、文章结构），在需要的时候，确切地、及时地发挥出来。语言训练是给予大脑最适当的刺激，达到发挥最佳反应的效果。本章节则是为达到该目的而编制的教材。本书中的教材是指为了达到治疗失语症目的而使用的各种素材。

本教材可以和言语治疗师一起使用，也可以作为家庭训练的自学教材，坚持自己独立完成家庭训练也是很重要的。

### 二、教材的条件

教材必须要达到训练目的。训练的重要条件是要选择适用于各种不同失语症患者特点的、符合训练课题的教材。除了要考虑失语症患者的轻重程度、症状特点，还要根据个人背景选择合适的教材，以此提高对训练动机的附加价值。如果尚无对症的教材，言语治疗师应根据患者情况编制确切合适的教材。特别是对重度患者应根据每一个人的不同情况编制适合他们的教材。

### 三、编写教材

编写教材时，根据训练目的，使用图画、照片、文字、声音等进行最佳组合。通过调整词频、音节、文章结构的难易度、文章长短、选题数量、说话速度等来构成难易度不同的课题。

一般来说，抽象词比具体词难以理解和表达，固有名词比一般名词难以表达，虽有这样的倾向，但也有例外。有的患者，动词较名词保留得更好。有的反义词能启发他，有的只要有上下文他就能接上谓语。我们要根据不同情况变换问题的编写方法。答案由浅入深，由易到难，对每一步进行步骤细分，让失语症患者能一个一个攻克他认为难的课题，循序渐进。可以反复进行同样的课题，以提高训练效果，但也必须想办法避免患者厌倦。正答率能达到 80％的教材为佳。

教材的素材可以使用各种图片、照片、单词表（分课题的、分词频高低的、具体特性、同义词/反义词、分不同发音的、分不同音节数的）、短语表（分句节数的、分发音、分短语难易度不同的）、文章表（文章长的、结构复杂的、抽象的等）、漫画、学习游戏（汉字、语文、计算、智力测验等）、地图册、歌集、辞典、图鉴等。

目前各种训练素材还可以在网络上找到。

### 四、利用既有的素材或日常生活中的素材

如前所述，言语治疗师应根据每个患者的症状、不同的目的、不同时期制作不同的教材，这也是言语治疗师工作的意义所在。但现实问题是言语治疗师的时间有限，想象力也有一定的局限，一切都由他们单独来做确实困难。因此可以利用为其他失语症患者做的教材中的部分作现成的教材。其中有些是为失语症编制的，也有不少是学习外语的教材或幼儿教学教材中的适用部分。

也可使用报纸、广告等密切接触社会生活的素材。利用报纸的优点很多，比如，可引起患者对社会动向的兴趣，了解患者的兴趣所在，由于内容和平时生活中的内容不一样，所以不至于引起患者厌倦。新闻报道可以从电视上看到，所以大致内容容易理解，可以提供适当的话题等。

对于重度患者，可以让他抄写感兴趣的标题。但是，在发病初期有的患者对印刷文字繁多的报纸等会产生拒绝反应，例如"看了就头痛"等，所以要注意选择使用的时期。如果患者会写自己的姓名、住址则可以利用各种填写的表格等进行实践练习。

使用常用文章时，应选择容易念的，设法放大字体和行间距，或将文章重新书写一遍。给汉字注上拼音（在日本训练时，治疗师会给汉字标上假名），便于朗读。或是都用拼音书写，理解意思后，再将拼音写成汉字，进行练习。这些课题，句节分开，则比较容易，但一边理解意思，一边分开句节，难度则比较大。

将写日记作为一个课题，反映本人生活的日记例文也是很宝贵的教材。可以将不同范畴的单词表、照片、图片等交流笔记组合起来使用，以提高日常交流的能力。

写自己的经历、写诗、写随笔等创作活动也是失语症训练的一部分。用于这方面的资料可以作为其他患者写经历或作品的教材。有关"失语症"参考书，特别是为失语症患者编写的解说、地区的宣传广告、通知书等也是结合生活的实用的教材。

利用幼儿教学的教材时，应考虑到患者的自尊心，注意避开使用过于孩子气的图画和内容。

### 五、利用 IT 设备

教材通常是印刷在纸上的，而近年飞速发展使用电脑、平板电脑、智能手机等电子设备作为教材。

年轻人中不少人已经不看报纸，而是通过互联网看新闻。电脑操作在发病初期使用比较困难，急性期过后进入身体稳定期时，少许练习就能逐渐回忆起来。在发病前曾用电脑、手机的患者应尽早让他开始练习操作。使用电脑、智能手机是早日复职和早日回归实际社会生活的有力武器。

进行 IT 工具操作训练，需要种种考虑。比如，患有失语症后许多人会感到使用键盘输入拼音、笔画很困难。如果用键盘输入有困难，也可以用手写输入。

智能手机的短信操作和照片的发送训练是十分重要的。有时也需要制作通俗易懂的使用说明书。经常使用手机发短信的患者，即使看到汉字想不起拼音也可通过键盘联想起来。即使写文章感到困难的患者，如果很好地使用预测功能，也能进行简单的邮件交流。操作图解说明书也是很有效的教材。

在使用 IT 工具进行语言训练中也可以开发和利用各种应用软件。

纸上的教材，附上声音编码，使用相对应的机器，可以边听边进行复述、朗读、命名等练习。智能手机、平板电脑、台式电脑用声音对应更为简单。通过变换刺激点的位置、大小就能简单地切换发声的速度。看到难以理解的文章，可以将其拍成照片，利用智能手机的读取功能可以听到合成的声音。反之，通过声音认知，可将声音文字化，其准确度也在不断提高。这些都能成为教材，运用到训练中去。也可以用于训练听理解和鉴定发音是否准确。

可将身边的物品或人物拍照，输入文字和声音进行保存。将这些素材规范化制作成各个患者的交流笔记。也可以根据课题判定正误，计算点数，便于自习。还有的治疗师开始尝试将患者组成小组，像玩游戏一样进行训练。即使言语治疗师不在，他们也能按自己的进度完成课题。因此，相信这些方法今后一定能得到更广泛的应用。但为了提高训练效果，还是需要言语治疗师给予选择课题、提出注意事项等指导。

## 第二节　失语症治疗教材

本节介绍实际常用的训练教材样本，阐述其使用目的、适用对象、特点。教材样本主要从参考文献"失语症的训练教材"中选出有代表性的课题。教材可分类为：名词、短句、文章、书写、数字/计算、认知、其他。在实际训练中根据不同目的，可随机应变，灵活应用。

### 一、名词教材

（一）看图选汉字 1

1. 目的　主要目的是提高汉字单词的阅读理解能力，也可用于单词的复述、朗读、命名、书写等训练（图 6－1）。

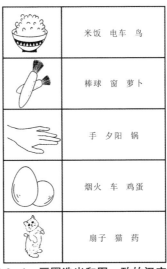

| | 米饭 电车 鸟 |
| --- | --- |
| | 棒球 窗 萝卜 |
| | 手 夕阳 锅 |
| | 烟火 车 鸡蛋 |
| | 扇子 猫 药 |

图 6－1　画圈选出和图一致的汉字

2. 适用对象　对理解汉字（视觉认知）有重度障碍的患者。

3. 特点　使用常用汉字。选择词意不相关的 3 个词汇，确认解答正确后，进行复述、朗读、命名等训练。还可进行更进一步的训练，将答对的汉字进行仿写，也可以用于训练患者通过看图片，启发患者联想汉字。

该课题逐渐掌握后，可增加选择题，选择题里可以加入语义相关的汉字。可使用不常用的单词，逐渐提高难度。适用于中度以上障碍的患者。

（二）看图选汉字 2

1. 目的　与上述 1 同一目的、同一对象，但解答方法不同。

2. 特点　画线连接和图相关的单词。选择图和词各 5 个。5 个单词都不属于同一范畴（图 6-2）。

　　　马　　　　　树　　　　　钟　　　　　脚　　　　米饭

图 6-2　画线连接和图相关的单词

（三）其他名词教材

1. 图片训练命名　需要准备大量的名词图片。图片可以是黑白的，书店里能买到各种各样的图片，也可以从报纸、杂志、广告上寻找，将适用的图片剪下来。还可以用电脑寻找图像等。

2. 词头音的图片，集中多个同样词头音的单词进行命名训练。

这一训练特别有效的是，当找词困难时，便于启发患者发出词头音。反之，对言语持续现象严重的患者可能难以训练，需要加以注意。

3. 承上启下式命名训练　"承上启下"指前一个单词的词尾音正是下一个单词的词头音，也就是说，利用前一个单词的词尾音启发患者发出下一个单词的词头音。这是找词困难患者的训练教材。

4. 启发患者想起不同范畴的词语　这一训练用于启发患者想起同一范畴的单词。适用于中等程度以上的失语症患者，可以是动物、花草、水果、饮料、交通工具等日常生活中经常接触的范畴。

5. 启发患者想起特定目的所需的物品　这是在上述 4 的基础上更进一步的训练。

这一训练适用于轻中度失语症患者。所谓的特定目的则是："洗澡的时候需要什么东西?""包饺子需要准备什么?""去旅游需要做什么准备?"等等,可以设想许多例子。尽量选择适合该患者的题材,启发患者提高找词能力。

6. 启发患者想起反义词、选择相对词语的训练。

反义词、相对词语比较容易联想,但患者难以想起时,可以使用提醒选择。前后、大小、男女、东西等日常熟语,或者配上说明用的图画,便于重度患者也能自然地说出。通过言语治疗师的努力,这个课题可以得到广泛应用。

例:从下面词汇中选出和下述单词反义词或相关词语填入(　　)。

战争　（　　　）

南　　（　　　）

单纯　（　　　）

亲人　（　　　）

父亲　（　　　）

过去　（　　　）

问题　（　　　）

母亲　　复杂　　未来　　回答　　北　　外人　　和平

7. 身体部位的命名训练　出示一张简单易看的身体部位图,训练患者说出身体各个部位的名称。

在日常生活中经常会谈起身体不舒服,或生病的话题,这个训练对于找词困难的患者来说是非常实用的课题。

8. 地名的命名训练　准备一幅地图,看图说出国家、城市、自己所在地的名称、车站等。

9. 训练患者想起成语中的词汇

比如"井底之（　　　）""龙马精（　　　）",选择常用的成语进行填写训练。

## 二、短句教材

### （一）动作图画和短句的对应

1. 目的　主要目的是训练短句的阅读理解能力。作为短句的朗读、复述的教材。

2. 适用对象　患者对单词基本能理解，但难以理解单词组成的短句。

3. 特点　画线连接和4个动作图画相关的句子。句中包含的单词以常用词为中心。患者对短句中的单词如果能理解基本上可以答对，在此基础上，引导患者阅读理解短句。如果患者仍难以答对，言语治疗师可朗读短句，从听力角度启发患者理解短句。也可以将短句的一部分（动词部分）或者全部短句遮盖，让患者讲解动作图画的意思。

例：画线将图画和相关的短句连接起来（图6-3）。

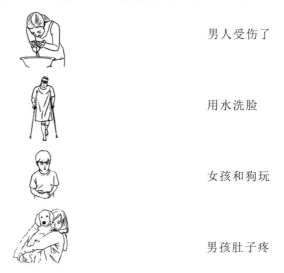

男人受伤了

用水洗脸

女孩和狗玩

男孩肚子疼

**图6-3　画线将图画和相关的短句连接起来**

4. 应用举例　选择和动作图相对应的短句，重点在于动词的理解，用于选择、填写动词的教材。

（1）适用对象　动词阅读理解中度障碍的患者。

（2）特点　使用在日常生活中经常看到的动作场景，在4个可选动词中选择相应的动词，填入（　　）（图6-4）。

4个动词的词义都是没有联系的，所以比较容易选择。选择填写后，进行短句的朗读、复述训练。目的是为了训练动词理解及表达能力。

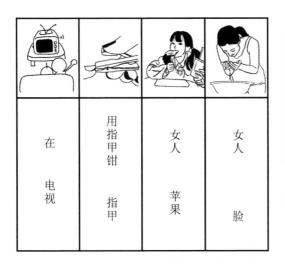
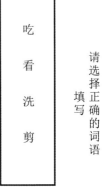

吃　看　洗　剪

| 在　电视 | 用指甲钳　剪指甲 | 女人　苹果 | 女人　脸 |
| --- | --- | --- | --- |

**图6－4　选择正确的词汇填写**

（3）选择和动作图画相对应的名词或动词：上述只用动词，但在此将用名词和动词两者进行选择、填写。

根据下述图画，选出和动作图画相对应的名词和2个动词，画圈后，朗读、复述正确的短句。或将短句遮盖，独立讲解动作图画的意思。

例：画圈标出和图画有关的词汇（图6－5）。

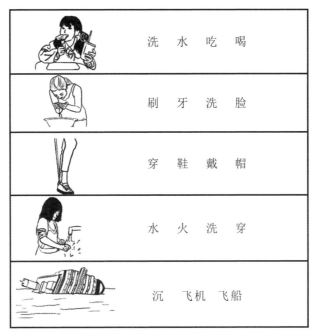

| | |
| --- | --- |
| | 洗　水　吃　喝 |
| | 刷　牙　洗　脸 |
| | 穿　鞋　戴　帽 |
| | 水　火　洗　穿 |
| | 沉　飞机　飞船 |

**图6－5　画圈标出和图画有关词汇**

（二）理解短句和疑问句（谁、哪里、什么时间、什么等）的对应

1. 目的　提高对含有多层信息的短句的理解。

2. 适用对象　对短句理解属中等以下障碍程度，特别对疑问句理解困难的患者。

3. 特点　较短的句子，句中含有 2 个主要的信息。疑问代名词限定为 4 个："谁、哪里、什么时间、什么"，可作为听理解的训练。言语治疗师朗读下述短句，让患者听后回答疑问句。也可作为阅读理解的训练，患者本人朗读短句，并口头解答，可能的话让患者将答案填写至（　　　）。

例：朗读下列短句，并回答问题。

①下月 17 日召开马拉松运动会。

什么时候召开？　　（　　　　　　　）

召开什么？　　　　（　　　　　　　）

②我给了弟弟购书卡。

给了什么？　　　　（　　　　　　　）

给了谁？　　　　　（　　　　　　　）

③堂兄弟当了医生。

说谁的事情？　　　（　　　　　　　）

他当了什么？　　　（　　　　　　　）

④请在东京车站转中央线。

在哪里转车？　　　（　　　　　　　）

转哪条线？　　　　（　　　　　　　）

⑤我在印度逗留了 60 天。

你逗留了几天？　　（　　　　　　）

你在哪里逗留了？　（　　　　　　）

（三）根据短句内容推测：找词困难。

1. 目的　提高患者根据句子内容联想表达的形容词、动词等能力。

2. 适用对象　提供患者词意，促使患者想起要表达的词语，改善找词困难的症状。

3. 特点　课题为根据句子前半的线索，促使患者想起相对应的词语。

首先言语治疗师阅读（　　　）以外的句子，让患者复述，启发患者想起后续（　　　）内应填入的词语。言语治疗师的读法也需有所考虑，比

如"大象大，蚂蚁……?"边说边启发患者自然说出相对于"大"的"小"。这样的找词答对了，再让患者朗读整个句子。最终目的是让患者自己能朗读，并想起后续表达的词语，填入（　　）完成整句。

4. 将合适的词语填入（　　）。

例题：大象大 、蚂蚁（小）。

①头发黑，白雪（　　）。

②冬天冷，夏天（　　）。

③长颈鹿脖子长，大象（　　）长。

④去二楼要上楼梯，去地下室要（　　）楼梯。

⑤盐咸，糖（　　）。

⑥早上起来时说："早上好"，晚上睡觉时说：（"　　　　"）。

⑦鸟飞，鱼（　　）。

⑧红灯止步，绿灯（　　）。

⑨早上明亮，晚上（　　）。

⑩城市喧嚣，农村（　　）。

**（四）身体症状的表达**

1. **目的**　使患者能够用形容词或短句表达身体症状。

2. **适用对象**　适用于中轻度找词困难的患者。

3. **特点**　在家庭、医院或社会福利机构都有很多机会需要患者自己表达身体状况。

虽然通常用表情、肢体语言等方法能表达一个大概。但是，正确地表达身体状况需要练习语言的表达。续名词教材中身体部位的称谓，进一步进行下一阶段的训练。症状表达困难时，言语治疗师可根据身体部位进行启发（比如：①牙齿怎么啦? ②眼睛怎么啦? 等等），引导患者说出。最终达到患者自己能够表达的水平。

对于一张图，有时可能会有多种回答（比如，图5-6）感觉冷，感冒了，发冷等，怎样回答正确，或回答得全都正确，则需要言语治疗师作出判断。口头回答后，能够用文字表达的患者让他们书写下来。最后进行朗读或复述训练，使患者能够掌握表达自己身体情况的能力。

（五）看图书面回答问题（图 6-6）

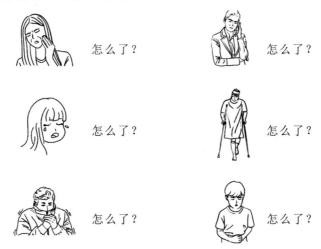

图 6-6　看图书面回答问题

## 三、文章教材

（一）阅读/理解文章

选用较短文章作为阅读教材。

1. 适用对象　患者能够读解短句，但难以理解句子组成的文章内容。言语治疗师根据患者的情况选择最合适的文章长短及内容。

2. 特点　读后解答问题。选择用词简单的、容易理解的文章。只读一遍即使不能完全理解文章也无妨，能理解提出的问题，找出与问题相关的部分，则为解答了问题。当患者用单词回答时，尽量要求他用句子回答（比如，下述问题 1 的解答：“六点”→“早上六点起床”等）。患者口头回答后，再让他书面写下正确的答案。阅读教材不只是用于阅读理解，也是用于引导发出言语、练习书写的教材。

3. 请阅读后回答下述问题。

一位老爷爷不管天气多冷都六点起床，然后领着他的爱犬“太郎”和“三郎”去附近的公园散步，回来后就照料他的盆景。

问题 1. 老爷爷几点起床？

问题 2. 老爷爷带谁去散步？

问题 3. 老爷爷去哪里散步？

问题 4. 老爷爷回来后干了什么？

（二）阅读和理解表示路线的文章

使用地图做教材，在此介绍的教材是包含地理位置和数字的文章。

1. 特点　内容是写着通往目的地路线的文章，课题为在地图上寻找该目的地。

患者需要理解文章中与地理位置有关的词语以及地图上的符号。阅读理解困难时，可以将文章分句进行，一句一句地阅读，逐句理解，循序渐进。可以让患者讲解从一个目的地到另一个目的地的路线。这一课题同时也训练了患者的表达能力。可以引导患者注意平时经常看到的各种地图、设施的指南，设定去找某一个地方，思考去时的路线，习惯了有关符号，对患者今后日常生活能起到很大作用。

2. 阅读下述文章，用手指指出该目的地在地图上的位置（图6-7）。

出了车站南门，沿百货公司和蛋糕店中间的马路一直往前走。到了第二个拐角，向左转，拐角第三间，花店的隔壁就是家。

阅读下述文章，用手指指出该目的地在地图上的位置。

出了车站南口，沿百货公司和蛋糕店中间的马路一直往前走。到了第二个拐角，向左转，拐角第三间，花店的隔壁就是家。

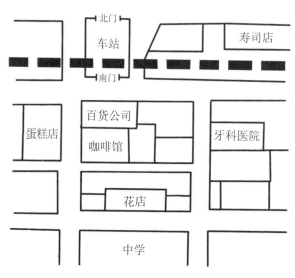

图6-7　用手指指出位置

（三）看图说话

1. 目的　提高患者文章的表述能力。

2. 适用对象　患者能说出单词，但难以口头表达句子或短文。

3. 特点　提示同一幅情景图画，各人的反应都不一样（图 6-8）。言语治疗师可以随机应变进行回应，提高患者看图说话的完整度。对于能将单词罗列出来的患者，引导他将单词组成句子进行表达。对于只会说出部分简单话语的患者，引导他讲解整个情景图画。另外，也可以让患者将情景画的讲稿逐条写出，可作为较高水平的书写练习。最后，使用该教材，训练从情景画的表述延伸到推测状况的判断等。（例如："什么季节？"→从登场人物的服装判断。"大家的气氛怎样？"→根据登场人物的表情，如快乐、悲伤、愤怒等来推测。）

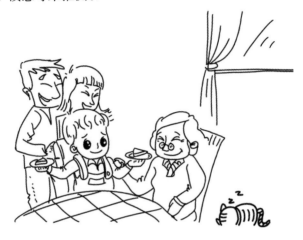

图 6-8　看图说话

### 四、书写教材

（一）书写训练教材

基本上是结合名词教材、短句教材进行仿写、书写练习。

在名词的训练中，常用的有图片、文字卡片，除此以外尽量采用多种多样的教材。仿写练习可以用图片＋文字卡片。书写练习可以采用如图 6-9 所示，正面是画，背面是字的卡片。

患者自己可以确认答案正确与否，便于自学。这些练习均适用于重度患者，由浅（笔画少的一个汉字名词，比如树、狗、目等）入深（两个字以上笔画较多的名词，比如眼睛、冰箱、电风扇等）、循序渐进。

除了卡片以外，可以多准备一些作为仿写、书写用的印刷教材。下面的印刷教材可用于仿写。用于书写训练时，可去掉其中汉字部分，将正确的答案写在背面或其他纸上。这样的教材也便于患者自学。可以将常用词

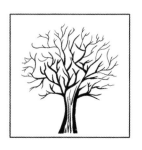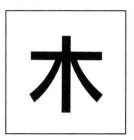

**图 6-9　书写卡片**

汇集中印刷在一起，进行训练。如图 6-10 所示，将不同范畴的单词归纳在一张纸上，这样可以避免患者混淆词意。

| 枕头 | 楼梯 | 镜子 | 澡盆 | 钟 |
|---|---|---|---|---|
|  |  |  |  |  |
|  |  |  |  |  |
|  |  |  |  |  |
|  |  |  |  |  |

**图 6-10　书写训练**

同样，短句训练时，可以使用如图 6-3 和图 6-4 所述的动作图画及表示身体状况的图画等。文章训练时，可使用如图 6-7 和图 6-8 所述的地图、情景图画等。这些教材都可以运用于文字书写训练。

另外，患者在家里练习汉字书写时，可以使用一般书店里都有的汉字集。但是，对于某些患者来说，使用小学生的汉字集可能会产生抵触，考虑到患者的自尊心，应加以注意。

（二）其他书写教材举例

1. 书写文章中的汉字单词

（1）适用对象：对句子理解良好，汉字书写障碍为中轻度患者。

（2）特点：可用于汉字单词书写训练的应用课题。

根据上下文，选择图画所提示的文字，填入（　　）。

根据上下文和图画两者线索，思考恰当的文字填写，对患者来说比较复杂。但是，12 个问题 4 个答案，同样的文字单词用在不同的上下文中，反复得到了训练。用图片训练表达单词，然后运用上述训练法效果更佳。

例：根据图思考恰当的汉字，填入（　　　）。

①用槌子钉（　　　）。

②（　　　）驶入汪洋大海。

③孩子们玩打（　　　）仗。

④骑（　　　）在原野奔跑。

⑤日本海那边是多（　　　）的地带。

⑥让（　　　）赛跑叫作赛马。

⑦木匠的工具箱里有许多（　　　）。

⑧（　　　）远去，鸣汽笛。

⑨（　　　）静静地飘落积在地上。

⑩踩着了（　　　），受了重伤。

⑪大（　　　）停泊在港口。

⑫母子（　　　）在牧场奔跑。

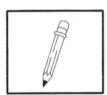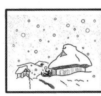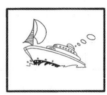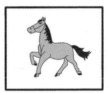

图 6-11　根据图思考恰当的汉字，填入（　　　）

2. 记日记　根据语言的能力，记日记可以自由发挥，可以作为家庭训练内容。但常听到患者说："怎么写才好""没有可写的东西""一个人写很难"，等等。对此情况可以介绍一些有效的记日记的教材。

（1）适用对象：能够书写短句的患者。

（2）特点：开始写时，除了日期以外，在纸上罗列出写日记所需的大纲，然后将内容填入这些大纲。

开始时尽可能自己填写。患者书写时，对照日历写日期，对照报纸写看了的电视节目、发生的事情、每天饮食，也可以询问家人。

患者以自己的能力书写有困难时，参考日记例文是很有效的方法。例如："去了□□（日托医疗康复机构、医院、商店等）。""某某人（护工、亲戚、朋友）来了。"预先将常用句子包括固有名词作为例句，患者看着例句写。独立填写的部分逐渐增多，以至能写应用短句，最终目标达到能在没有日记大纲的白纸上或笔记本上自我发挥、记日记。

作为家庭训练内容，下面的训练可以边朗读边查看，纠正错字或错误的表达。可以根据内容问答，开展会话交流，同时通过教材也可增进患者和言语治疗师的亲密关系。

例：日记

（日期）　　月　　日　　　星期　（天气）

（一天发生的事情）


（有趣的电视节目）


（伙食菜单）

早餐

午餐

晚餐


3. 图形临摹

（1）适用对象：文字仿写困难的重度患者，用于引导患者学会临摹。

（2）特点：事先准备竖线、横线、三角形、四角形、圆等简单的图形。

如图 6-12 所示，首先让患者看着粗线的样子，在细线上描写。再在点线上描写，然后从起点到终点描写，逐渐撤去启发引导。最终目标是患者能独立完成图形的仿写，进入文字临摹。

该教材也适用于视觉认知及构图方面有问题的患者。

在进入文字仿写之前的运笔练习，除了图形临摹以外，"简单的迷宫"等也很有效。特别是对于右手障碍的患者，为了习惯使用左手，作为智力训练的教材也可尝试使用。

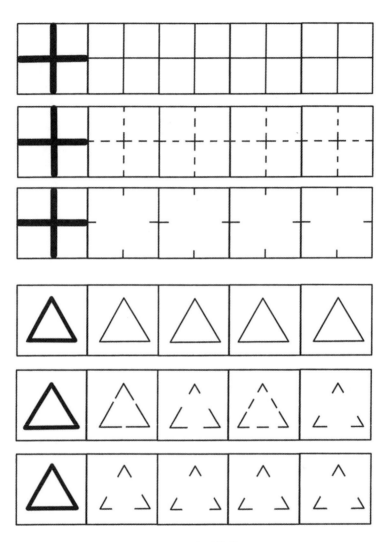

图 6-12 图形临摹

## 五、数字/计算治疗教材

（一）数数字

1. 目的 提高数字概念。

2. 适用对象 难于想起数字，或是不能理解用数字表达数量的重度患者。

3. 特点 从●数量到数字，从数字到●数量，通过双向变换训练，可确认患者对数字的概念并使患者准确地数数。填写答案后，进行数字朗读，数数练习（图 6-13）。

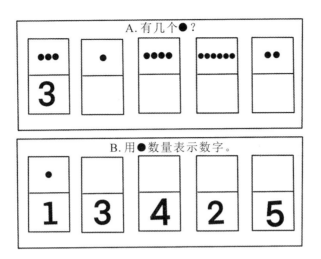

**图 6-13　数数字**

（二）完成数字系列

1. 目的　提高根据系列线索提示想起数字的能力。

2. 适用对象　患者对无规律数字的想起有困难，但根据系列线索能想起数字。

3. 特点　不仅是从 1 开始的顺数，而是倒数或从 1 以外的数字开始数，难度较大。

难以顺利进行时，可先从 1 开始写数字系列，根据系列线索在（　　）内填写数字，完成数字系列，朗读各数字系列。可练习按顺序读出数字或倒序读出数字。

例：请将正确的数字填入（　　）。

①今天是（　　）月（　　）日。

②1－2－3－（　　）　　③（　　）－7－8－9

④5－（　　）－3－2　　⑤7－8－（　　）－10

⑥3－4－（　　）－6　　⑦9－8－7－（　　）

⑧（　　）－6－5－4　　⑨3－4－（　　）－6

⑩6－7－（　　）－9

（三）数字大小的比较

1. 目的　提高判断数字大小的能力。

2. 适用对象　患者能书写数字系列，但计算困难。

3. 特点　如下例，在提示的 2 个数字中找出较大的一个，或在 3 个数字中找出最大的一个。

当然，也可找出最小的数字。不限于 10 以内数字，也可用更大的数字进行练习。不仅是用画圈，也可以读出该数字确认正误，养成读出数字的习惯，有助于进入下一步的数字计算。

例 1：在每组数字中，找出较大的数字。

（1、　4）　　　　　　　　（2、　5）

（6、　3）　　　　　　　　（4、　7）

（5、　4）　　　　　　　　（8、　9）

例 2：在每组数字中，找出其中最大的数字。

（1、　3、　2）　　　　　　（4、　10、　8）

（5、　6、　3）　　　　　　（7、　9、　4）

（7、　2、　9）　　　　　　（4、　1、　2）

（四）加减乘除

1. 目的　提高计算能力。

2. 适用对象　患者对于数字概念、数字系列、数字大小等均无问题，但计算困难。

3. 特点　下例所述，例 1 为一位数加法题，用横式计算。例 2 为多位数加减乘除法题，竖式计算。位数多，用竖式容易计算。数字的位数、横式或竖式计算法、进位/借位（退位）等根据患者计算障碍的程度出题。

例 1：计算下述各题。

①1+1=　　　　　②2+2=　　　　　③3+1=

④4+1=　　　　　⑤2+1=　　　　　⑥1+3=

例 2：计算下述各题。

| ①　　325 | ②　　550 | ③　　64 |
|---|---|---|
| ＋419 | －168 | ×13 |

| ④　　690 | ⑤　　26 | ⑥　　57 |
|---|---|---|
| －238 | ×　69 | －75 |

关于计算题，和书写教材一样，可以采用一般书店都有的计算题集。同样，考虑到患者的自尊心，应关注书上有否写着小学几年级用，如有应设法删除后再交给患者。

另外，如下例，可以利用矩阵计算专用纸，设法将各种各样的计算内容编入训练教材。

例：将竖向数字和横向数字按顺序相加，将求和填入方格。

月　　　日　　　分　　秒

| ＋ | 6 | 2 | 5 | 0 | 7 | 1 | 4 | 8 | 3 | 9 |
|---|---|---|---|---|---|---|---|---|---|---|
| 6 |   |   |   |   |   |   |   |   |   |   |
| 2 |   |   |   |   |   |   |   |   |   |   |
| 5 |   |   |   |   |   |   |   |   |   |   |
| 0 |   |   |   |   |   |   |   |   |   |   |
| 7 |   |   |   |   |   |   |   |   |   |   |
| 1 |   |   |   |   |   |   |   |   |   |   |
| 4 |   |   |   |   |   |   |   |   |   |   |
| 8 |   |   |   |   |   |   |   |   |   |   |
| 3 |   |   |   |   |   |   |   |   |   |   |
| 9 |   |   |   |   |   |   |   |   |   |   |

☆算错的请写在下面，再算一遍。

　　　＋　＝　　　　＋　＝

　　　＋　＝　　　　＋　＝

　　　＋　＝　　　　＋　＝

## 六、认知治疗教材

（一）对图

1. 目的　提高视觉的辨别能力。

2. 适用对象　视觉认知或注意力障碍的患者。

3. 特点　在常用的物品图片中，挑选出其中同样的图片。可以使用图画卡片或如图6-14所示的印刷教材。图画卡片比较实用，选择次数、位置可以灵活应用。

在下面物品图片中，挑选出其中同样的图片

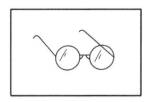

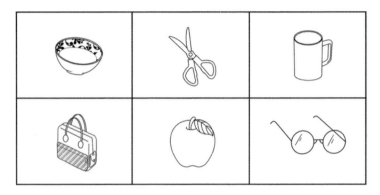

图 6-14 对 图

（二）将图画和影子相对应

1. 目的 促进患者对物品形态印象的认知功能。

2. 适用对象 视觉认知或注意力障碍的患者。

3. 特点 将左边的影子图和相对应的物品图画线连接。课题具有游戏的乐趣，所以能使患者感到有趣（图 6-15）。

（三）挑出不同范畴的物品

1. 目的 促进患者理解单词之间的共性。

2. 适用对象 认知功能障碍的患者。

3. 特点 如图 6-16，在一组图中只有一个不同范畴的物品存在比较容易认知，但意思相近范畴的难度较大。

（四）时钟训练教材

用于看时钟读出时间有困难的患者。在此介绍 2 个训练材料。

1. 看时钟读出时间 言语治疗师将时钟图上的时针放在不同位置上，让患者将该时间填入〔　　　〕。

时针的不同位置，难易度也不一样。写完时间后，练习读出该时间（图 6-17）。

2. 画出时针位置 和上述相反，将〔　　　〕中写的时间用时针表示在

将左边的影子和右边相对应的图画线连接

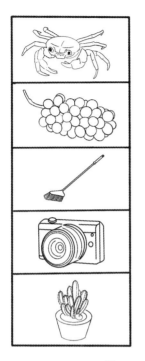
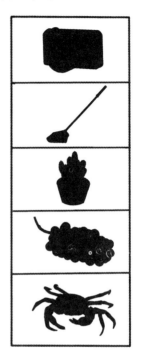

图 6-15　图画和影子对应训练

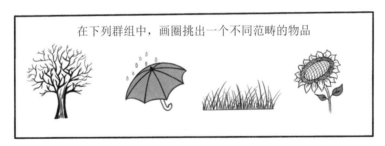

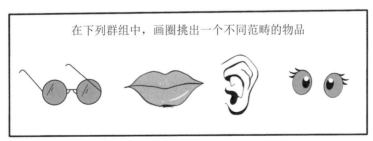

图 6-16　挑出不同范畴的物品

钟盘上。如果患者对长短针混淆时，可以先练习读出［　　］内的时间，

将下面所示时间，填入〔　〕

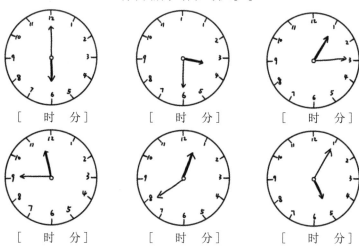

〔　时　分〕　　　〔　时　分〕　　　〔　时　分〕

〔　时　分〕　　　〔　时　分〕　　　〔　时　分〕

**图 6‑17　看时钟读出时间**

然后确认短针指"时"，长针指"分"，进行练习（图 6‑18）。

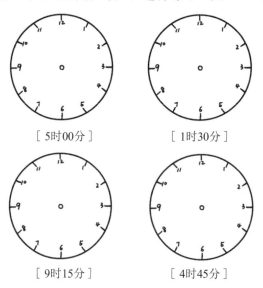

〔5时00分〕　　　　　〔1时30分〕

〔9时15分〕　　　　　〔4时45分〕

**图 6‑18　将〔　　〕内的时间用长短针画入钟盘**

## 七、其他教材

（一）给轮廓图涂颜色

1. 目的　加深患者对物品颜色的印象。

2. 适用对象　患者较难想起物体颜色以及对颜色名称的理解。但前提是患者必须能够理解图画表示的是什么。

3. 特点　如图 6-19，使用苹果、香蕉、红绿灯等有固定颜色的物品，作为进入描绘训练之前阶段的练习。

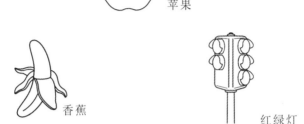

苹果

香蕉

红绿灯

**图 6-19　涂上恰当的颜色**

(二) 画草图

1. 目的　作为沟通交流的手段，提高绘画物品草图的能力。

2. 适用对象　患者能够仿写，但在发出言语和书写交流上有困难。

3. 特点　训练首先从简单图画的仿写开始。使用特征较为明显的题材，观察患者能否表达其特征。不要求写实，注重能画出简单的图，表达其特征即可（图 6-20）。

例：

汽车

眼镜

苹果

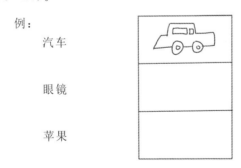

**图 6-20　用图画表达左边的词语**

(三) 会话笔记本

1. 目的　帮助患者学会用言语、书写进行交流的方法。

2. 适用对象　找词、书写、听理解较困难的重度患者。

3. 特点　一般是根据各个患者的情况制作，但在此介绍 2 种市场上销售的会话笔记本（图 6-21、图 6-22）。

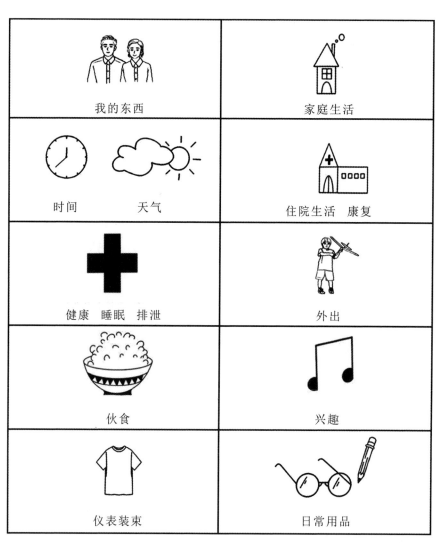

| | |
|---|---|
| 我的东西 | 家庭生活 |
| 时间　　天气 | 住院生活　康复 |
| 健康　睡眠　排泄 | 外出 |
| 伙食 | 兴趣 |
| 仪表装束 | 日常用品 |

**图 6‐21　目录（项目）**

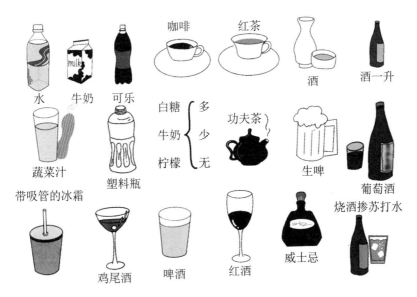

咖啡　红茶

酒　酒一升

水　牛奶　可乐

白糖 ⎫
牛奶 ⎬ 多 少 无　功夫茶
柠檬 ⎭

生啤

蔬菜汁

塑料瓶

带吸管的冰霜

葡萄酒

烧酒掺苏打水

鸡尾酒　啤酒　红酒

威士忌

图 6 - 22　内容（饮料）

（四）回忆笔记本

1. 目的　代替患者将他自己的生活经历、生活方式用照片或文章表达给别人。

2. 适用对象　适用于中重度失语症患者以及患有记忆障碍的高级脑功能障碍、认知障碍等患者。

3. 特点　将患者家属提供的照片等贴在本子上，并做简洁的说明。介绍患者日常的生活场景，有助于工作人员、护理人员做好工作（图 6 - 23）。

爱犬"三郎"，是他们家的成员之一。　在日托康复机构，她唱歌唱得很愉快。

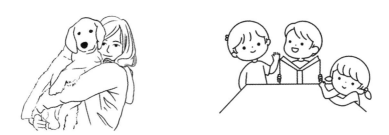

图 6 - 23　回忆笔记本

（有贺惠子　铃木和子　翻译：王斑）

# 第一节　失语症小组治疗

## 一、概述

小组治疗是语言治疗的一个重要组成部分，有着其他疗法所不能替代的作用。小组治疗可以改善患者的沟通技能，并有助于患者的心理调整。

当一个人患了失语症，他的语言交流能力受到很大的损害，由此导致个人形象、自尊心、对自身价值的判断等发生巨大的变化，并会产生悲观情绪、自我封闭、抑郁等情感障碍，他们会觉得语言是一种压力，直接对病情的改善、康复的效果，以及社会心理调整起到明显的负面影响，小组治疗提供了一种积极的、对患者有利的气氛。每个患者都可以自由畅谈自己的情绪变化，并学会处理因失语症造成的心理影响，加强了人际关系，提供了与其他患者的接触机会，并使患者学会应对因失语症所带来的影响，以及生活方式的改变，在小组治疗这种环境中，患者可产生归属感、被接受感和安全感。小组治疗可以改善患者的观察能力，帮助他们适应医院外的社会环境，对患者的家庭和社会生活有积极的影响。

汪洁（2003）曾总结失语症的小组治疗分类，分为以社会心理调整为目的的小组治疗、以家庭咨询与支持为目的的小组治疗、以语言治疗为目的的小组治疗、以泛化为目的的小组治疗。失语症的小组治疗至今已有近60年历史，小组治疗最大的特点是突破了以往训练中以治疗师为主、患者为辅的训练格局，使患者上升为主角，充分调动了患者的积极性。Mary Purdy（2011）等人认为，对于失语症患者的训练，除了传统认为有效的言语刺激，一些非言语的刺激也是同样有效的，如肢体语言、写字、绘画等刺激形式。小组训练能综合利用多种刺激，能更有效地提高失语症患者沟通能力。

在我国的医疗机构中，失语症患者的住院周期并没有相应延长，失语症患者在三级医院短期治疗后，通常只有一小部分会继续留在二级医院或康复中心继续进行语言治疗，绝大多数在社区康复或是长期待在家中，在医院停留时间短，对大部分的失语症患者来说，语言治疗常常是陪伴终生的，小组治疗开展简单、经济、可行性强，并可在三级康复网络中各个地方开展，值得推广，更加适合国情。

**二、失语症小组治疗的作用**

1. 语言治疗的最终目的是达到最大限度的沟通，让患者回归到现实环境，适应家庭生活和社会生活。而目前来说，国内多以一对一语言治疗为主，患者缺乏现实沟通情境交流，小组治疗便提供了这样一个交流平台。

2. 克服"治疗室现象"。很多失语症患者家属反映，患者在治疗室说得很好，可一到病房或家中便说不出来了，在治疗室患者是通过言语治疗师一对一或是计算机训练系统进行治疗，计算机只是辅助训练工具，并不能代替语言治疗的全部，而且治疗室是限定的沟通环境，语言治疗是基于各种提示的治疗，而现实的沟通更多的是自发语，是没有任何提示的。小组治疗是在各种沟通情境中交流以达到治疗的效果，而且所训练内容绝大部分可以让患者在生活中继续使用。

3. 小组治疗给失语症患者提供了一个交友的平台，失语症患者因语言障碍所致社会交往障碍，因此失语症患者的朋友非常少，小组治疗把相同疾病、障碍的人聚集到一起，他们很容易产生心灵上的共鸣。

4. 小组治疗可以给患者强大的心理支持。语言障碍后迅速出现的社会交往障碍及孤立感使者更容易产生抑郁心理，其发生率要远远高于无失语表现的脑卒中患者。他们通过小组治疗聚集到一起相互交流烦恼，更能理解自身障碍，从而也更愿意配合语言治疗。

5. 小组治疗是家属相互学习交流最好的契机。失语症患者的家人会一起讨论各自患者的情况（包括障碍所在、日常交流问题、情绪及饮食起居等）、和患者相处中遇到的困惑、如何配合语言治疗、如何在家中继续进行语言治疗等，他们相互交流信息、学习经验等。通过比较他人的反应，从而更能够了解失语症患者障碍所在，既倾诉了烦恼又学习了照顾经验，还交流了疾病、家庭、社会、政策等各方面信息。

6. 小组训练能显著提高失语症患者的社交沟通能力，并且这种能力是能维持一段时间不减退的。Elman R. J. 等人（1999）的研究中，分别在语言治疗开始前、治疗 2 个月、治疗 4 个月、治疗结束（即停止训练）后 4 个月、治疗结束后 6 个月，对小组训练结束后 IT 组（评估后马上开始由言语治疗师主持的小组训练）和 DT 组（在 IT 组训练结束之后才开始，在没有小组训练期间参加了一些运动课程、艺术小组、教堂活动等类似安慰效应的社会活动）的失语症患者进行言语语言能力及沟通能力的评估，结果发现进行小组训练的失语症患者组的沟通能力显著提高，并且在停止训练后 4~6 周都持续不减退。

### 三、小组治疗常见问题解答

1. 小组治疗的适应证有哪些？

生命体征平稳，无精神障碍，患者及家属有康复意愿的，即使合并严重认知障碍患者也可以参加。

2. 参加小组治疗的患者有什么要求？

①可以坚持坐位 30 分钟。②尽量将症状及严重程度相似的患者分为一组，可分为重度至中度小组、中度至轻度小组。③愿意参加集体治疗。

3. 小组治疗的人员数量有什么要求？

一般 4~10 人，根据情况及目的不同可以改变。可以设计不同的活动确定参加人数，但人数不宜过多，以免影响交流效果。

4. 一次小组治疗的言语治疗师数量有什么要求？

一般 1 个言语治疗师就可以开展一次小组治疗，必要时可以有 2 个言语治疗师，1 个人为主导，另 1 个人辅助。

5. 小组治疗的时间及频率如何安排？

一般每次小组治疗时间 45~60 分钟（视患者疲劳程度可适当缩减，但不宜过长），可以视情况一周 1~2 次或一周 5 次。

6. 小组治疗是否需要家属陪同参加？

欢迎患者家属参观，重度失语症患者尽量家属陪同，部分课题可以家属共同参与。

7. 小组治疗前要做哪些准备工作？

小组治疗前的准备需要患者、患者家属、言语治疗师等密切配合完成。

（1）向患者及其家属解释，耐心说明小组治疗的益处及重要性，取得他们的同意及配合。特别是患者本人，需尊重他的选择权，询问他的意愿及相关要求。

（2）房间准备：大而宽敞的房间，干扰物少，光线充足。

（3）训练用品准备：桌子（距离要近，可以围着坐的桌子）、大黑板或白板（活动的、可以竖立和移动到任何地方）、纸和笔（每一位患者一份）、其他训练用品（依训练课题准备相应的用品），注意复印的教材要确保每位患者都能看清，字体宜用宋体及楷体，字号宜大，注意行距、纸张的尺寸等。

（4）言语治疗师准备：言语治疗师应做好充分的准备工作，包括收集每个参与患者的详细病历、按疾病类型和严重程度或职业特点及兴趣爱好分组、预约时间地点、制订小组治疗计划、准备所有可用的训练用具，可以将治疗方案及流程提前发放给患者及其家属，要注意的是一定要提前思考每位患者对每个课题可能出现的反应，以及遇到异常情况后的处理，避免尴尬状况发生，让小组治疗顺利开展。

（5）患者准备：可以在小组治疗前练习小组治疗时可能使用到的课题、自我介绍等，事先练习可以取得更好的效果。提醒近视和远视患者准备眼镜，提醒携带随身备忘录及辅助交流工具等。

8. 一次小组治疗包括哪些内容？

首先是热身训练，目的是消除陌生、紧张感，让大家在轻松愉快的气氛中开始，不一定是言语治疗的课题，也可以大家一起跟着音乐做一做康复体操、活动一下身体等，一般为5～10分钟。接下来是正式训练课题，一般1小时治疗中约做3个课题，时间为35～45分钟。最后总结反馈时间5分钟，言语治疗师总结回顾、询问和聆听患者当时的感想，并交代患者及家属回去后做家庭训练时的要点及注意事项，预约下次治疗的时间和地点。

（铃木勉　王如蜜　翻译：谈苏欣）

## 第二节　小组治疗方案示例

中南大学湘雅二医院康复医学科言语治疗师团队参考日本铃木所著《失语症小组治疗 122 课题》（1994），结合我国现实生活实际，设计了许多适合汉语失语症的小组治疗课题，选取 10 个课题供大家参考，欢迎大家批评指正。

### 一、"是"和"不是"

【对象和人数】重度失语症患者 2~5 人。

【工具及准备】图片（牛奶、面包、杯子等常见物品图片）、制作"√""×"的举牌。

【操作方法】

1. 言语治疗师指着图片问："这是牛奶吗?"

2. 患者选择"√""×"的举牌做出应答。

【注意及应用】

1. 可类化到"喜欢"和"不喜欢"、"要"和"不要"、"有"和"没有"等训练。

2. 可以在个训时先进行练习。对于重度失语症患者，言语治疗师的反复示范很重要。

### 二、传递物品

【对象和人数】重度失语症患者 4~5 人。

【工具及准备】可一手抓握的小球。

【操作方法】

1. 所有患者围成一个圆圈而坐，言语治疗师将球递给旁边的患者 A，A 再传递给旁边的患者 B，以此传递下去。

2. 拿到球的患者 A 大声喊出其中一个患者 B 的名字（如果遇到不能喊出名字的患者，可以先让患者 A 指出患者 B，然后和言语治疗师一起喊出患者 B 的名字，也可以有其他策略），然后把球扔给患者 B。

【注意及应用】

失语症实用训练手册

1. 注意使用软而轻的小球，避免伤害患者。

2. 注意提醒患者在确认对方听到自己名字并有准备动作时扔球。

### 三、谁的钱最多

【对象和人数】重至中度失语症患者 2～6 人。

【工具及准备】可以容纳一只手伸进去的不透明箱子一个、不同面值的人民币若干、计算器。

【操作方法】

1. 言语治疗师："请每人从箱子中摸出 3 张纸币。"

2. 言语治疗师："请每个人说出手中有多少钱。"

3. 言语治疗师："请拿到钱最多的那一位举手。"

【注意及运用】

1. 根据患者情况增加难度，如提供的人民币币种增多、从每人拿 3 张至数张。

2. 没有自发语的患者可以用手势或是书写数字，并提示可以用计算器复核一遍。

### 四、了解对方

【对象和人数】中至重度失语症患者 2～6 人。

【工具及准备】记录本、黑板（黑板上依次写上：姓名、年龄、家乡、爱好等）。

【操作方法】

1. 患者按照黑板上的提示（姓名、年龄、家乡、爱好）依次介绍自己（若患者无法口头表达，可以事先由家属帮助患者准备自我介绍的卡片），言语治疗师记录每位患者相关信息。

2. 言语治疗师根据所记录信息进行提问，如："请指出谁是张三"，提示被提到名字的患者本人先不说话，其他患者进行指认。

3. 被提到名字的患者公布答案："张三就是我。"

4. 言语治疗师继续提问："谁的家乡在长沙/谁最喜欢吃鱼/谁最喜欢唱歌等?"等等。

### 五、点餐（或叫外卖）

【对象和人数】轻至中度失语症患者 2～5 人。

【工具及准备】电话或手机一部、外卖宣传单。

【操作方法】

1. 患者A扮演配送员，其他患者扮演点餐者，查看外卖宣传单后点餐，让患者B记录。

2. 患者B根据外卖宣传单上的电话拨打电话，为大家叫外卖。

3. 患者A接到电话，记录患者B所点的食物、份额、送餐地址，并计算出应付金额告诉患者B。

【注意及运用】

可向患者提供一些常用的点餐用语，如：

"您好！我们这是××外卖，您有什么需要？"

"我们这里的特色菜/点心是……"

"请问是几人用餐……"

"请问送往的地址是……？"

"请问有什么忌口吗？"

"好的，已经记下来了，您这里总共是××钱，请问是刷卡还是付现金？"

## 六、猜物品

【对象和人数】轻至中度失语症患者2~8人。

【工具及准备】可以容纳一只手伸进去的不透明箱子一个，常见仿真物品/实物；将一个物品秘密放入箱子中。

【操作方法】

1. 患者轮流从箱子中摸物品，猜物品名字并写在纸上，写完后大家一起出示纸上的答案，言语治疗师或其中一位患者公布正确答案，看谁猜得最准。

2. 可增加描述环节，每位患者摸完后再用一句话描述物品的特点、功能/属性等，内容不能和前面的患者重复。

【注意及运用】

1. 物品不能为尖锐的东西，以免患者受伤。

2. 可选取一些相近的物品，增加训练难度，如鸡蛋和乒乓球、橙子和柚子等。

## 七、商品大选购

【对象和人数】轻至中度失语症患者 3~6 人。

【工具及准备】超市/商场促销单每人一份。

【操作方法】

1. 言语治疗师："现在假设每人手上有 100 元,请大家用这 100 元去买所需商品。"

2. 患者从超市/百货商场促销单上选购商品。(可用笔记录)

3. 选购完毕后,患者轮流讲述自己所选购的商品,说出商品的名称、数量、价格以及选购的理由。

4. 患者计算出所购商品的总价,最后算出结余。(先笔算再用计算器复核)

【注意及运用】

1. 可以类化到参与者相互为对方选购一件礼物,并说明理由,从而引导患者间的沟通交流,当遇到在场某位参与者生日时,可以每人为他/她选购一件礼物并说出理由及祝福语。

2. 当出现结余较多时,言语治疗师可提醒患者还可继续购物,当出现金额不够时,可以向同伴借钱,这时借钱的情景会比较活跃。

## 八、周末计划

【对象和人数】轻度失语症患者 2~5 人。

【工具及准备】在黑板上列出周末计划所含内容:准备物品、时间、人物、地点、乘车路线。

【操作方法】

1. 言语治疗师："请每个人写一个全家出游的周末计划,包括准备物品、时间、人物、地点、乘车路线等,限时 5 分钟。"

2. 言语治疗师:请把你写的计划大声读出来和其他人分享。

【注意及应用】

可运用到工作计划、旅游计划、人生规划等。也可以在治疗前用平板电脑展示出全国、世界各地的风景及美食等图片给大家看,聆听去过那里的患者的感想,以此活跃氛围。

## 九、新闻播报

【对象和人数】轻度失语症患者2~5人。

【工具及准备】从报纸或杂志上剪下新闻图片，已下载新闻视频的电脑。

【操作方法】

1. 看新闻图片：

（1）言语治疗师："请一个人大声读出图片上的新闻。"

（2）言语治疗师就新闻图片提问："什么人/在什么背景下/发生了什么事等，患者举手抢答。"

（3）言语治疗师："请大家就这张新闻图片发表各自的看法。"

2. 看新闻视频（操作方法同"1"）。

【注意及应用】

选择的新闻图片宜为颇受争议的社会焦点或与患者生活密切相关的内容。

## 十、名字滚雪球

【对象和人数】轻度失语症患者2~5人。

【操作方法】

1. 言语治疗师："请轮流介绍自己的名字，并请记住他人的名字。"

2. 患者和言语治疗师一一介绍自己的名字。

3. 言语治疗师："AA，你先说'大家好，我是AA'，然后你左边的BB接着说'大家好，我是AA旁边的BB'，以此类推，下一位就说'大家好，我是AA旁边的BB旁边的CC……'"

【注意及应用】

随着患者能力的提高，可以增加参加人数（家属均可参与进来）或增加个人信息（如年龄、家乡等）来增加记忆及表达的难度。

（王如蜜）

## 第三节　如何按照失语症的严重程度进行治疗

### 一、使用个别训练课题的治疗

注意：为了使参与者之间的互动机会增多，需对训练方法多用心。

（一）单词的复述

【目的】改善患者的单词复述能力。

【重症度】重度。

【人数】2～3 人。

【准备】将图像导入平板电脑，添加文字、录音图片名称，达到触碰图像后，录音能重现的效果。1 个画面中录入 10～20 幅图片，单词使用患者熟悉的物品、地点、人物等（图 7 - 1）。

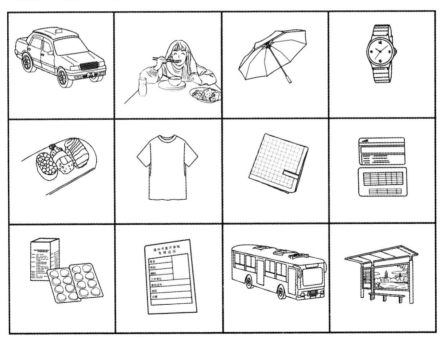

**图 7 - 1　图片录入**

【方法】

参加者触碰想要复述的图片，听语音后复述。若不能一次成功，则反复尝试。

【建议】

1. 若以程度较轻的患者程度为基准训练，程度较重的人则得不到充分的训练。言语治疗师应时刻监控训练动态，若有必要进行修正。

2. 关于图片的使用：以互联网上的免费图片或言语治疗师自己拍的照为宜。

（二）使用文章的课题

【目的】

1. 改善患者的文章阅读、朗读能力。

2. 改善患者对提问类文章的听理解能力。

3. 改善患者的口头表达能力。

4. 改善患者对文章内容的记忆能力。

【重症度】轻度、中度。

【人数】6~7人。

【准备】

1. 将150~200字的文章标上拼音，按参加者人数复印。

2. 将参加者的姓名牌放在其他参加者能看见的位置。

【方法】

1. 将文章分配给参加者，参加者阅读并理解文章。

2. 言语治疗师带领大家慢速朗读文章，可朗读数次。

3. 言语治疗师对文章内容进行提问，各参加者回答；言语治疗师应根据各参加者的失语症特征调整其问题的难易度与说话速度。

4. 各参加者看姓名牌对其余参加者点名，对文章内容进行提问，寻求答案，提出的问题与言语治疗师重复也没关系。

5. （将纸翻过来等）使参加者不看文章，口头复述文章内容，不要求将文章全部内容完整复述。鼓励参加者说出自己所能说出的一切。

6. 各参加者对文章内容发表感想或意见。

【其他训练】

"日本假名扩展"：参加者圈出言语治疗师指定假名。参加者圈出假名后，数出圈出的数量，言语治疗师带领参加者确认。（只能在日语环境中进行的课题）

【建议】

笔者在网上下载文章并制作问题。选择容易提问的文章，根据需要可对文章内容进行编辑。

（三）应用题（用文字描述的计算题）

【目的】

1. 改善患者对文章或数字的听理解能力。

2. 改善患者的计算力。

3. 改善患者的口头表达能力。

【人数】6～7人。

【重症度】轻度。

【准备】

1. 将参加者的姓名牌放在其他参加者能看见的位置。

2. 做笔记用的纸与铅笔。

【方法】

1. 言语治疗师阅读简短的计算题，点名参加者回答。若参加者对数字记忆困难，在纸上做笔记；若对问题听理解困难，则反复重复问题，直到参加者能听懂为止；以下为问题举例：

"10人乘坐公交车，到站后，3人下车、2人上车。请问现在公交车中还有几人？""给了5个孩子每人3颗糖果，请问一共给出了多少颗糖果？"

2. 各参加者自己提出问题，点名其余参加者回答。可以在纸上写下数字等做笔记。

【建议】

1. 根据参加者全体的失语症程度来调整训练难易度。

2. 关于四则运算，一般来说，以加、减、乘、除为顺序难度递增。

（四）纵横字谜

【目的】

1. 改善患者的阅读能力。

2. 改善患者的找词能力。

3. 改善患者的书写能力。

【人数】10人以内。

【准备】

1. 按参与人数复印纵横字谜。

2. 扩大复印一张纵横字谜，贴在白板上所有人都能看见的地方。

【方法】

1. 将纵横字谜发给各参加者。等待片刻后（约 10 分钟），各参加者不借助外力自行回答。

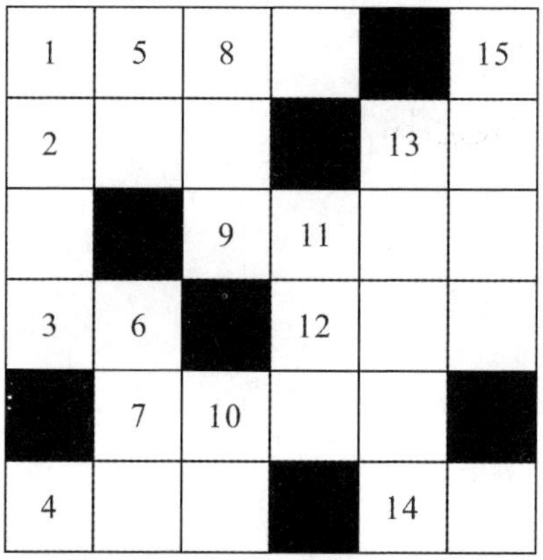

图 7‑2　纵横字迷

2. 全体一起共同解答问题。首先全体朗读"第一横排"的问题。

3. 向知道答案的人征求答案，各参加者将答案写在纸上。言语治疗师将答案写在贴在白板的纸上，参加者根据其确认自己的答案正误与否，若有错误则修改。

4. 所有问题按一样的步骤进行。

【建议】

1. 选择容易找词的问题，也可使用以儿童为对象的纵横字谜。

2. 可采用将参加者分成 2~3 人的小组，协作一起解决问题的方法。言语治疗师与家属可加入其中，在参加者回答困难时提供帮助。

二、促进交流互动的治疗

（一）大家一起叫参加者名字，取得回应

【目的】

1. 改善患者复述能力。

2. 记住小组其他成员的名字，成为小组成员相互亲近的机会。

【重症度】重度。

【人数】6~7人。

【准备】将各参加者的姓名牌放在桌上（若无桌子，则挂在胸前）所有人都能看见的地方。

【方法】

言语治疗师说出其中一位参加者的名字，全体反复复述。到了全体差不多都能自主说出的程度后，言语治疗师说"那么我们一起喊一次××的名字吧"，使得所练习的姓名在除××以外的成员口中说出。被叫到名字的人，举手答"到"来回应。反复进行听到别人叫自己名字后回应的练习。

【建议】上述过程后，可提高难度进一步训练，如言语治疗师叫出2个人的名字，2个人举手答"到"来回应。

（二）指认图卡

【目的】使用各种各样的表达手段来表达自己的想法。

【重症度】重度。

【人数】5人左右。

【准备】

1. 一套图卡：10张2组。

2. 纸与笔等记录工具。

【方法】

1. 参加者围桌而坐。

2. 在桌上摆10张图卡，另外10张由言语治疗师拿着。

3. 言语治疗师将手中的图卡，给参加者中的一个人看（不要让其余参加者看到）和桌上绘画卡一样的一张图卡。

4. 该参加者将此幅图片的内容用语言、手势、绘画、文字等各种可以使用的形式传达给其他参加者，但是不能用手指桌上的图片。

5. 其余参加者若知道是桌上的哪幅图则用手指出。若正确，全体一起说出答案，然后撤去该图卡。

6. 其余参加者依次进行一样的活动，直到剩余9张图卡指认完。

【建议】

可以使用同样的图卡。也可准备几套绘画卡，和其他图卡一起做。

（三）一人提供信息，全员围绕此信息讨论

【目的】

1. 一边提示视觉性信息，一边传达意图。

2. 了解相互间的兴趣爱好，作为成员间亲近的契机。

【重症度】轻度、中度、重度。

【人数】6~7 人。

【准备】让参加者带上话题素材（日记、剪辑的新闻、全家福、感兴趣的照片、去过地方的观光小册子或照片等）。

【方法】

将准备好的材料给其余参加者看，并讲解。若是口头表达困难的情况，由其余参加者提问，以"是""否"选择选项等这种能回答的形式回答。然后，全体围绕此话题进行讨论，每人依次参加。

【建议】

1. 其余参加者积极提问。

2. 电脑查出与话题相关的多种信息，给参加者们看后能扩展话题，活跃会话氛围。

（四）猜词游戏

【目的】改善患者的口头表达能力。

【重症度】轻度、中度。

【人数】10 人以内。

【方法】

1. 参加者分成两组，相对而坐。

2. 言语治疗师给小组之一（此处叫 A 组）看纸上写的单词（普通的单词即可，如猫、铅笔、手机等）。

3. A 组说出关于该单词的各种易懂的描述，B 组猜（如猫有四只脚、家养、身体有毛、会爬树、晚上可能会钻进被子里睡觉等）。

4. 正确答案被猜出后，两组互换进行下一轮。

【建议】

1. 定下说明的时间（如 3 分钟），若规定时间内对方能猜中则获得 1 分，相互竞争得分会让游戏变得有趣。

2. 由于单词出现的频率等不同难易度会改变，因此对待不同失语症患者要选择其适合的单词。

### 三、使用身边的材料进行各种训练

（一）台历

【目的】

1. 改善患者的数字、日期表达情况。

2. 促进患者对日期和星期数的理解。

【重症度】轻度、中度、重度。

【人数】6～7人。

【准备】

1. 台历。

2. 纸、笔等。

【方法】

1. 将日历贴在参加者能看见的地方（或分发日历的复印件）。

2. 言语治疗师对日期或星期数进行提问，参加者将答案写在纸上。提问举例如下：本月是几月？今天是几号？今天是星期几？明天是星期几？下周六是几号？下个月是几月？

3. 言语治疗师点名参加者回答（若在无法说话的情况下，则将答案写在纸上呈现），言语治疗师将正确答案写在白板上。参加者自行检查答案的正误，全体一起说出正确答案。

（二）地图

【目的】

1. 改善患者文章表达能力。

2. 改善患者听理解能力。

【重症度】轻度、中度、重度。

【人数】6～7人。

【准备】分配给各参加者如图7-3所示的地图。

方法1：

1. 言语治疗师说出地图中的地点，其中一位参加者说出从车站到中学的路线。若口头说明困难，则借助地图辅助完成。

2. 若该参加者回答正确，则下面的参加者依次回答不一样的问题。

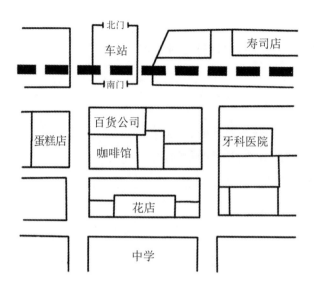

图 7 - 3　地图

方法 2：言语治疗师说出从车站到目的地的路线，参加者顺着路线猜出目的地。（例如：出车站后直走，在第一个十字路口左转，过了下一个十字路口后右边的建筑是什么?)

【建议】

关于方法 2，若有不理解的人，则反复讲解，也可提示文字辅助理解。

（铃木勉　翻译：谈苏欣）

# 第八章　失语症病例治疗报告

## 第一节　感觉性失语病例

### 一、基本信息

30 多岁，右利手，女性，专科毕业，从事事务性工作。

诊断：出血性脑梗死。

病历：X 年 Y 月 Z 日，上午开始出现头痛。第 2 日出现起床困难，申请了急诊（送往急诊）。主诉意识障碍、右侧麻痹，进入 S 医院。经过 CI（CT）、MRI 检查，疑似出血性脑梗死，收住院。第 Z＋21 天时，以集中性康复为目的转院至 K 医院康复部，同日，开始接受物理治疗师（PT）、作业治疗师（OT）、言语治疗师（ST）的康复治疗。

### 二、影像学检查

1. 神经学方面　不完全的右下象限盲。

2. 神经心理学方面　重度感觉性失语、注意障碍、视觉性记忆力低下、轻度右侧空间忽略。

3. 神经放射线学方面　头部 MRI、FLAIR 提示广泛性左侧额叶、顶叶和基底节部分为出血性脑梗死（图 8-1）。

### 三、语言评估

西方失语症成套测试（Western Apasia Battery，WAB）失语指数为23.8，属重度（图 8-2、表 8-1）。

1. 听理解对诸如"你叫什么名字"这样十分简单的日常会话也理解困难。WAB 中"请用是或否来回答"的问题里，得分情况为 0/60（听觉输入还没到达时就中止了）；单词部分，得分情况为 26/60（物品 4/6、线条画 4/6、图形 1/6、假名 6/6、数字 4/6、色名 4/6、屋内部位 1/6、身体部位 2/6、手指/左右 0/12）；口头命令部分，得分情况为 2/80。

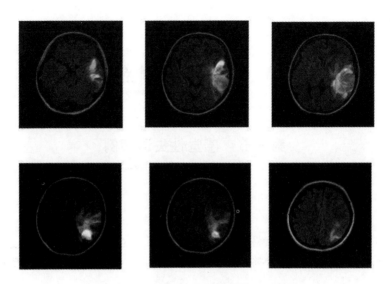

**图 8 - 1　MRI 图像（感觉性失语症病例）**

　　总的来说，患者在做选择数量有限的选择题（如从几张图中选出一个）时正确率要高一些，若选择项增多（如房间的组成、身体部位等）则会变得混乱。患者在 TLPA 的名词解检查（听）里得分情况为 15/40。

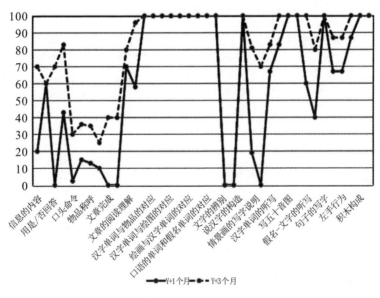

**图 8 - 2　西方失语症成套测试（正答率%）（感觉性失语症病例）**

表 8-1　西方失语症成套测试（正答率％）（感觉性失语症病例）

| 项　目 | 内　容 | Y+1 个月 | Y+3 个月 |
|---|---|---|---|
| 自主发话 | 信息的内容 | 20 | 70 |
| | 流畅性 | 60 | 60 |
| 听觉性理解 | 用是/否回答 | 0 | 70 |
| | 单词的听觉性认知 | 43 | 83 |
| | 口头命令 | 2.5 | 30 |
| 复述 | 复述 | 15 | 36 |
| 称呼 | 物品称呼 | 13 | 35 |
| | 语言想起 | 10 | 25 |
| | 文章完成 | 0 | 40 |
| | 在对话中的应答 | 0 | 40 |
| 阅读理解 | 文章的阅读理解 | 70 | 80 |
| | 写字命令 | 58 | 96 |
| | 汉字单词与物品的对应 | 100 | 100 |
| | 假名①单词与物品的对应 | 100 | 100 |
| | 汉字单词与绘画的对应 | 100 | 100 |
| | 假名单词与绘画的对应 | 100 | 100 |
| | 绘画与汉字单词的对应 | 100 | 100 |
| | 绘画与假名单词的对应 | 100 | 100 |
| | 口语的单词和假名单词的对应 | 100 | 100 |
| | 口语的单词和汉字单词的对应 | 100 | 100 |
| | 文字的辨别 | 100 | 100 |
| | 听汉字的构造认知语言内容 | 0 | 0 |
| | 说汉字的构造 | 0 | 0 |
| 写字 | 写姓名与住址 | 100 | 100 |
| | 情景画的写字说明 | 19 | 81 |
| | 句子的听写 | 0 | 70 |
| | 汉字单词的听写 | 67 | 83 |
| | 假名单词的听写 | 83 | 100 |
| | 写五十音图② | 100 | 100 |
| | 写 1~20 | 100 | 100 |
| | 假名-文字的听写 | 60 | 100 |
| | 数字的听写 | 40 | 80 |
| | 句子的写字 | 100 | 100 |
| 行为 | 右手行为 | 67 | 87 |
| | 左手行为 | 67 | 87 |
| 构成 | 描画 | 87 | 100 |
| | 积木构成 | 100 | 100 |
| | 计算 | 100 | 100 |

2.SALA 的听觉声音异同辨别检查中　AC1（双音节无意义词的判断），如"tai-da"，患者能表示"不理解"，为正答，得分情况为 15/18、AC2（两个双音节无意义单词，如"wu-la"和"yi-la"，词本身没有任何意义，但需要患者能够分辨出有相同的音节）。①2 拍单词得分情况为 18/18、AC。②音调异同辨别（类似于汉语四声的辨别，如 ma 一声和 ma 三声，患者需要理解声调不同意义不同）得分情况为 12/12。WAB 假名-文字的听觉性认知得分情况为 6/6，单音节复述得分情况为 81/102（79%），单音节的听觉性认知即语音认知障碍属轻度。

3.TLPA 听觉性词汇判断检查　音调异同辨别（类似于汉语四声的辨别，如 ma 一声和 ma 三声，患者需要理解声调不同意义不同）的结果如下（表 8-2），患者听觉性词汇性判断障碍也属轻度。

表 8-2　音调异同辨别统计

| 分类 | 单词 | 非单词 | 合计 |
| --- | --- | --- | --- |
| Ⅱ［花瓶（かびん 单词）-なびん（非单词）］ | 18/20 | 18/20 | 36/40 |
| Ⅲ［おじぎ（单词）-おぎじ（非单词　跟单词文字的顺序不同）］ | 19/20 | 19/20 | 38/40 |
| Ⅳ［たわし（单词）-るもか（非单词）］ | 18/20 | 16/20 | 34/40 |

但是，在听觉性把握检查（在隐藏图片的状态下给予患者听觉刺激，单词从 8 张线条画中选择、数字从 1~9 中选择、边说边指）中，单词从第一个单位开始就出现不稳定的情况，数字从第二个单位开始，由此得出患者在单词层面的听觉性把握能力显著低下。另外，在环境音认知检查中（电车的声音、狗叫声等通过磁带播放，从 4 幅图中选择）的得分情况为 19/20；属于良好。因此，我们发现，本病例中的听觉性认知障碍是由言语音选择方面出现问题后引起的。

本病例的特征为，患者通过将听到声音的一部分进行复述来进行理解，没听清时反复听。但是，患者常常出现即使正确的复述内容也不一定理解的情况，比如"脖子？什么是脖子？"。也就是说，患者在从"声音"到"意义"的转换上出现了问题。

### 四、结果

综上所述，对于本病例中的听理解障碍，根据 Franklin（1989）的词聋（听和说没有显著障碍、理解有显著障碍）分类，即从语音聋、语形聋、语义聋3个角度来考虑，患者的语音聋、语形聋程度相对较低，语义聋为其主要障碍。另外，患者的听觉性把握力低下也是造成其听觉性理解障碍的重要原因之一。

1. 阅读理解　患者对于简单的汉字与假名交互句（混合句）的理解情况较听觉性理解良好（WAB 文章的理解得分为 28/40，写字命令得分为 3/10）。TLPA 名词阅读理解检查中的得分情况为 35/40，可见其单词层面上也存在轻度的障碍。

2. 言语表达　自然表达能力停留在句子层面，流畅性、构音上没有问题，不存在发音错误的情况。词想起（想起想要说的话）困难显著，时常存在迂回现象、音韵性错语、新词与词性错语等情况，表达中传达的信息量少、多为空泛的表达。自发性使用手势、绘画等代偿行为较多。

3. 命名能力　存在重度障碍，频繁出现新词、语义性错语、语音性错语等情况，词头音的线索出现反复多次尝试仍然无效的情况（WAB 物品命名 2/20）。单词列举检查中，动物名 2 个词/分，以假名「か」开始的表达中 3 个词/分，表现出显著困难。

4. 复述能力　在 WAB 中得分为 15/100，表现出重度障碍，与命名检查中一样频繁出现新语。在 SALA 中，存在随节拍数增加复述越发困难的倾向（表 8-3 至表 8-5）。在本例中，患者自己按压耳垂，说"声音听着听着就消失了"。

表 8-3　R29 单词的复述 1（具象性×词频）

| 高印象/高频度 5/13 | 高印象/低频度 2/13 |
|---|---|
| 低印象/高频度 6/13 | 低印象/低频度 1/13 |
| 合计 | 14/52 |

表 8-4　R30 单词的复述 2（节拍数）

| 2 节拍 | 3 节拍 | 4 节拍 | 5 节拍 | 总计 |
|---|---|---|---|---|
| 7/14 | 1/14 | 3/14 | 0/14 | 11/56 |

表 8-5　R31 无意义语的复述

| 2 节拍语 | 3 节拍语 | 4 节拍语 | 总计 |
|---|---|---|---|
| 13/30 | 7/30 | 3/30 | 23/90 |

5. 朗读检查　患者在假名单词和句子的假名部分的朗读情况良好（WAB 平假名单词的朗读得分 6/6，写字命令得分 8.6/10）。另外，WAB 汉字单词的朗读得分情况为 0/6，与命名、复述一样出现重度障碍，新语频发。SALA 中，OR35 单词朗读Ⅱ（标记类型×节拍数）情况如表 8-6，只有汉字朗读情况呈现出显著低下，在汉字朗读中随着节拍数增加患者也越发表现出困难。

表 8-6　OR35 单词朗读Ⅱ（标记类型×节拍数）

| 节拍 | 平假名 | 片假名 | 汉字 |
| --- | --- | --- | --- |
| 2 拍 | 10/10 | 10/10 | 5/10 |
| 3 拍 | 10/10 | 10/10 | 0/10 |
| 4 拍 | 10/10 | 10/10 | 3/10 |
| 合计 | 30/30 | 30/30 | 8/30 |

OR37 由于无意义语的朗读是标注假名的，所以情况良好（表 8-7）。

表 8-7　OR37 无意义语的朗读

| 2 拍 | 3 拍 | 4 拍 | 5 拍 | 合计 |
| --- | --- | --- | --- | --- |
| 14/14 | 14/14 | 11/14 | 13/14 | 52/56 |

患者的小学一至二年级标准的汉字朗读测试结果和其平假名标记的朗读测试结果如表 8-8，随着测试年级的提高，患者的汉字朗读情况愈发困难。另外，在数字朗读方面，患者读 3~6 位的数字得分情况达到 37/38，良好。

表 8-8　汉字和平假名的朗读

| 朗读 | 小学一年级 | 小学二年级 |
| --- | --- | --- |
| 汉字 | 17/27（63％） | 20/55（36％） |
| 平假名 | 27/27（100％） | 55/55（100％） |

6. 书写　可以用汉字写出自己的姓名、住址。WAB 单词的听写（由于语聋，需要给患者提示物品的同时反复给予听觉刺激）中，汉字 4/6，假名 5/6。数字的听写中，患者若能正确复述就能正确写出（2/5）。五十音图的书写虽然需要花一些时间，但可以独立完成。写字情况良好。小学一至三年级的要求汉字和其标注的平假名听写情况如下，假名听写情况良好，汉字情况不佳，并随着年级的提高障碍情况增强（由于小学三年级汉字对患者来说过于困难，因此中止了）（表 8-9）。

表 8 - 9　汉字和平假名的书写

| 书写 | 小学一年级 | 小学二年级 | 小学三年级 |
|---|---|---|---|
| 汉字 | 16/27（59％） | 15/55（27％） | 3/11（27％） |
| 平假名 | 27/27（100％） | 55/55（100％） | 11/11（100％） |

但是，若在听觉刺激中加入有意义的提示语（如"南"→是这个方向），患者则能够书写出来，因此，从患者在小学一年级程度的测试中写出 3 个、小学二年级中写出 6 个、小学三年级中写出 1 个来看，患者对听觉刺激赋予意义理解困难是导致其文字提取困难的原因之一。

7. 计算　在 WAB 中的测试结果为，加法 3/3，减法 3/3，乘法 3/3，除法 3/3，在 SLTA 中的测试结果为，加法 5/5，减法 5/5，乘法 3/5，除法 5/5。因此，计算情况良好。

从以上的检查结果来看，本病例的核心症状为——伴随语聋的重度听理解障碍、中重度找词困难、重度命名障碍、重度汉字失读、中度汉字失写。我们使用图 8 - 1 的模型对障碍部位进行了设想——在听觉性理解方面，存在从听觉性语音分析到语义系统的障碍；在自发性言语表达和命名方面，存在从语义系统到语音输出字典的障碍；在复述方面，存在从听觉性语音分析到言语表达的障碍；在汉字朗读方面，存在从文字输入字典到语义系统或是从直接语音输出字典到言语表达的障碍；在汉字的自主书写方面，存在从文字输出字典自身或语义系统开始，借助或是不借助语音输出字典到写字的障碍。

### 五、治疗计划

1. 沟通方法　由于汉字的理解和假名的读写是较容易保持的，因此，我们通过在汉字上标注假名来进行提示，辅助其语聋。另外，由于患者自身能够积极地用手势和绘画等表达自己的想法，我们得以对其想表达的内容进行大致推测。

其他的高级脑功能检查：在 Kohs 立方体组合检查（kohs block design test，Kohs）中，IQ115；瑞文彩色渐进测验，线性色彩白质病变检查中，得分 36/36；连线测验（trail making test，TMT）中，A 为 1 分 21 秒、B 为 2 分 17 秒，认知功能大体得到保存，在医院生存中除了沟通问题可以自立（在住院生活中，除了沟通外，其他均能自立）。但是，我们观察到了患者有轻度的注意障碍和右侧忽略倾向（右侧空间忽略）。本顿视觉保持测验（Benton Visual Retention Test，BVRT）中，即时再生正确数为 6，错误数为 5，因此可得出视觉记忆能力的结论。

2. 心理　患者有疾病意识，诉说了对脑成像和神经学检查等的恐怖感，含泪表达了自己对障碍的困惑。想要恢复原状的心情强烈，在病房中常常自学，接受训练的意识很强。

3. 训练目标

（1）长期目标：虽然患者的失语症重症度高，但其工作单位的态度非常积极（协助配合），希望患者能尽量回到公司，并且患者本人和家属也希望能够复职。因此，长期目标为通过各种形式的复职。

（2）短期目标：言语功能全方位的改善（特别是听觉性理解、自发性表达的改善）、高级脑功能障碍的改善。

4. 训练时间　第 1 期 Y＋1 个月～Y＋3 个月的训练目的与训练内容，每周 7 次，每次 60～100 分钟（分上午、下午两次进行）。

5. 训练目的

（1）改善词聋：给予患者很多听觉刺激的提示，进行自由对话、画画、文字的听觉性认知、句子的听觉性正误判断、复述、使用机器（语音笔、点读笔）的复述与听写的自习。

（2）词想起困难的改善：有学说认为，在命名与汉字朗读中包含从意义到回想语音信息这一共通的过程（安积等，1981）。在本病例中，由于患者存在重度命名障碍，因此有必要进行以汉字书写为媒介的命名训练和以汉字朗读为媒介的语音回想路径的激活。因此，在词想起训练中，除了自由对话外，还实施了以汉字书写为媒介的命名训练、汉字的朗读、汉字的书写训练（也作为语言表达的代偿手段）等。

另外，在自由对话中，治疗师与患者通过在患者随身携带的小本子上填写文字、画画等方式进行对话。目的在于，让患者在不明白对方要表达什么意思时，可以要求对方用文字阐述。

（3）改善阅读能力：练习各种阅读题。

（4）改善汉字书写。

（5）改善注意力。

（6）改善计算能力。

### 六、具体教材与治疗方法

1. 使用12张名词绘画卡片（从2、3音节单词开始，逐渐增加到4拍的单词），对患者进行听觉性认知（从6选1到8选1、9选1，难度逐渐提升，直到9选2）、读写（汉字与假名）、命名（出现错误时先写一遍再训练）、汉字朗读的训练。并且，将训练中使用的绘画卡片穿起来（用小钢圈穿成一串）给患者，方便其自习。

2. 连线题（图8-3）、选词填空题（单词、句子。图8-3、图8-4、图8-5、图8-6）　由于患者存在汉字的失读情况，治疗师则通过一边给予其听觉刺激，一边引入正确的复述，将题目中的汉字都标上假名，作为作业发给患者，第二天在训练时实施听觉性认知和复述（文字提示）。

将下列词语连成一个完整的句子

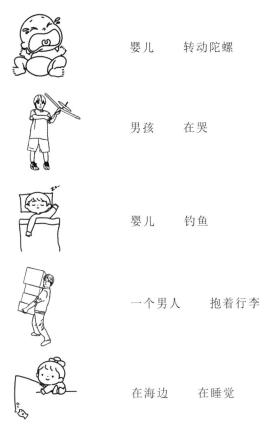

图 8-3　将词语连成一个完整的句子

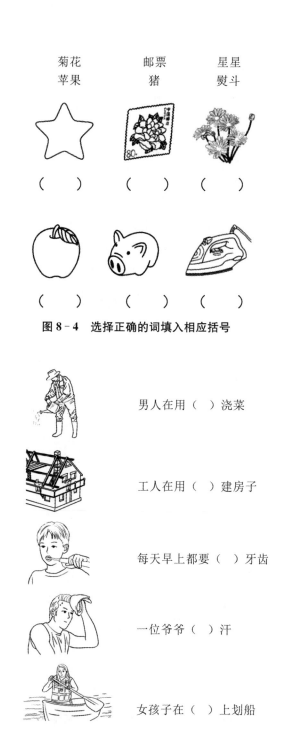

菊花　　　　邮票　　　　星星
苹果　　　　猪　　　　　熨斗

（　　）　　（　　）　　（　　）

（　　）　　（　　）　　（　　）

图 8－4　选择正确的词填入相应括号

男人在用（　）浇菜

工人在用（　）建房子

每天早上都要（　）牙齿

一位爷爷（　）汗

女孩子在（　）上划船

（木头　擦　湖　水　刷）

图 8－5　选择正确的词填入相应括号

失语症实用训练手册

请从下面选出答案，填写到相应描述句子的后面。

（1）能和分开的人说话的设备。　　　　　☐

（2）把消息作为新闻，快速报道的物品。　☐

（3）把想让人读的东西写下来并印刷出版
的物品。　　　　　　　　　　　　　☐

（4）通信时使用的四边形纸。　　　　　　☐

（5）作为邮寄费用贴在信封上面的小小的
四方形的纸。　　　　　　　　　　　☐

（6）可以用来在纸上记录文字的物品。　　☐

| 书本　　笔　　报纸　　邮票　　电话　　信纸 |

**图 8 - 6　选择正确的词填入相应框内**

3. 句子的正误判断题　先作为作业发给患者，第二天在训练室朗读标
了假名的句子后，保留文字提示实施听觉性认知训练。之后，隐藏文字，
让患者听句子判断正误［指出"○（对）"或"×（错）"］。

例：听下面的句子，正确请画○，错误请画×。

①麻雀是鸟的朋友。

②橘子是水果。

③富士山是日本第 2 高。

④大阪在东京北边。

⑤油比水重。

⑥雪是黑色的。

⑦火是冷的。

⑧飞机在天空飞。

⑨船在陆地上跑。

⑩牛有 4 只脚。

4. 使用机器（语音笔、点读笔）进行复述与听写的自习训练　在一次自习中，训练 10 个单词（从 2~4 拍的词开始、逐渐增加到 3~4 拍、3~5 拍）、10 个数字（从 4 位数到 5 位数）。治疗师在一个（录音纸）贴纸中分别录入 3 个音，患者用语音笔（点读笔）点击后听声音，然后一边复述一边写出来。一次自习中使用 20 张贴纸（录音纸）。

将学习汉字（按小学一年级到小学二年级的顺序导入）作为作业布置给患者，患者将指定的平假名部分用汉字书写并朗读汉字，然后在训练室进行汉字书写的反馈和汉字朗读。

布置计算作业（进位 4 位数＋4 位数、退位 4 位数－4 位数）。

## 七、治疗过程

由于患者自身训练欲望很强，在病房中也一直热衷于自习，所以新导入的图画卡片花几天就能够书写、命名、朗读。图画卡片的听觉性认知正确率从刚刚导入时的 83％~92％ 到康复后的 92％~100％，并能一直保持下来。进入 Y＋3 个月阶段，导入 "9 选 2（9 张图画卡片中选 2 张）" 的课题后，显示出了高达 83％~100％ 的正确率。在作业完成情况中，患者基本能正确作答，但仍存在不慎失误的情况。在句子的正误判断题中，先实施了文字提示状态下的听觉性认知训练后，取消文字提示进行听觉性正误判断的正确率达到了 80％ 左右。但是，若突然给患者呈现一些没有接触过的句子，患者则不仅不能进行正误判断，连句子开头词的复述都显示出了困难。在使用机器进行复述与听写的自习训练中，患者遇到了不会的汉字可以用手机查阅，并且还添加了一些汉字写下来。通过这样的过程，患者得以自行理解其意。另外，关于手机的使用，由于患者的假名读写能力没有受损，因此不需经过特别的训练即可进行简单的邮件操作。患者在逐渐进行的汉字的朗读练习中（不标注假名），表现出了对同一个汉字时而会读时而不会的波动性。由于患者曾经有很多朋友，因此患者的康复还得益于频繁的朋友来访、周末和朋友外出旅行等对话机会的增加。

（一）再评估（Y+3~5个月）

WAB失语症指数为51.6，表现出中等程度的改善（图8-2）。

1. 听理解　单词、句子理解能力得到改善。在WAB自我表达的提问中，可以想办法提取出问题的关键词，也可以回答问题。在回答"是"或"否"的问题中，得分达到42/60。单词得分为50/60（物品6/6、线条画6/6、图形6/6、假名6/6、数字6/6、色名6/6、屋内部位5/6、身体部位3/6、手指/左右6/12），得到了大幅提升，但遇到诸如"什么是电灯？""胸在哪里？"这样不限定选项的问题还是会出现回答困难的情况。WAB口头命令得分为24/80，其中，在诸如"请用铅笔点一下书"这样操作物品的问题中回答部分正确，但在"请闭眼"这样的问题中就呈现出了明显的困难。SLTA中口头命令得分为1/10，存在显著低下。TLPA名词性听理解检查中得分为30/40，可以看到其改善，动词性听理解检查中得分为22/40，较名词低下。

2. 单音节复述　得分为100/102（98%），可以看到其改善，单音节的听觉性认知大致良好。在听觉性把握检查中，单词2个单位、数字3个单位，也分别有改善。

3. 阅读理解　WAB文章理解得分为32/40、写字命令得分为10/10，得到了改善，可以对简单的文章进行理解了。

4. 语言表达　在自发性表达中，唤语困难依然显著，存在很多迂回现象、手势、绘画等代偿性行为。在WAB的情景画说明中，与第一次评估时相比，恰当的语法表达显著增加，命名能力依然存在重度障碍，常常自我修正新语和音韵性错语，语头音得到了些许改善（WAB物品命名5/20）。80个单词命名检查得分为21/80，其中，高频度词得分为21/55（38%）、低频度词得分为0/25（0%），存在显著的频度效果。

TLPA名词表达检查/动词表达检查得分情况如表8-10，动词表达比名词更困难。

表 8 - 10　TLPA 名词/动词表达

| 项目 | 名词表达（言语） | 动词表达（言语） |
|------|------------------|------------------|
| 高频度 | 12/20 | 6/20 |
| 低频度 | 1/20 | 1/20 |
| 合计 | 13/20 | 7/20 |

单词列举，动物名为 5 词/分，以假名"か"开始的语言表达 5 词/分，表现出了改善的状态。

复述在 WAB 中 36/100，在 SALA 中的得分如表 8 - 11 至表 8 - 13，比初次得到了改善，但和以前一样随着节拍数的增加越呈现出困难。

表 8 - 11　R29 单词的复述Ⅰ（具象性×词频）

| 高具象性/高词频 12/13 | 高具象性/低词频 11/13 |
|------|------|
| 低具象性/高词频 10/13 | 低具象性/低词频 9/13 |
| 合计 | 42/52 |

表 8 - 12　R30 单词的复述Ⅱ（节拍数）

| 2 音节词 | 3 音节词 | 4 音节词 | 合计 |
|------|------|------|------|
| 29/30 | 27/30 | 21/30 | 77/90 |

表 8 - 13　R31 无意义语的复述

| 2 音节 | 3 音节 | 4 音节 | 5 音节 | 合计 |
|------|------|------|------|------|
| 13/14 | 11/14 | 9/14 | 3/14 | 36/56 |

5. 朗读能力　WAB 的汉字朗读得分为 3/6，平假名单词 6/6，写字命令 9.2/10，SALA 中得分情况如表 8 - 14 至表 8 - 16，有改善，但汉字失读的情况依然残存。

表 8 - 14　OR34 单词的朗读Ⅰ——汉字（印象性×频度）

| 高印象性/高频度　11/12 | 高印象性/低频度　7/12 |
|------|------|
| 低印象性/高频度　10/12 | 低印象性/低频度　7/12 |
| 合计 | 35/48 |

表 8 - 15　OR35 单词的朗读Ⅱ（标记类型×节拍数）

| 音节 | 平假名 | 片假名 | 汉字 |
|------|------|------|------|
| 2 音节 | 10/10 | 10/10 | 9/10 |
| 3 音节 | 10/10 | 10/10 | 8/10 |
| 4 音节 | 10/10 | 10/10 | 9/10 |
| 合计 | 30/30 | 30/30 | 26/30 |

| 2 音节 | 3 音节 | 4 音节 | 5 音节 | 合计 |
|---|---|---|---|---|
| 13/14 | 14/14 | 14/14 | 14/14 | 55/56 |

6. 书写　3~4 音节的单词多数可以在听觉刺激提示后写出，WAB 的单词书写得分为，汉字 5/6，假名 6/6。句子的书写也可以在多次听觉刺激提示后实现，WAB 句子书写得分为 7/10，有所改善。情景画的书写得分为 26/32，若包含错误的语法（助词错误）则其句子的自发书写在某种程度上可以实现。小学一至三年级的汉字及其平假名标记书写情况如下，假名情况良好，汉字失写（存在汉字漏写），并随着年级的提高障碍程度增强。

**表 8‑17　小学一至三年级的汉字及其平假名标记书写情况**

| 项目 | 小学一年级 | 小学二年级 | 小学三年级 |
|---|---|---|---|
| 汉字 | 21/27（78%） | 40/55（73%） | 24/68（35%） |
| 平假名 | 27/27（100%） | 55/55（100%） | 68/68（100%） |

在有意义的听觉刺激提示（如"国"→类似美国这样的国家）下，患者书写能力有部分提高，但依然存在由于难以理解对听觉刺激赋予意义导致汉字提取困难的情况。

综上所述，根据再评估的结果，患者在对话中的传达力、词想起、命名、听觉性理解、阅读、汉字朗读、汉字书写等各个方面均有改善，但依然存在中度的感觉性失语。

（二）社交沟通

在没有文字提示的情况下可以理解简单日常对话，根据内容进行文字提示则会理解得更顺利。在病房中，经常出现不能理解对方的意思，但为了不给别人添麻烦没有要求别人解释，导致出现误解的情况，因此，在和患者的对话中需要治疗师、护士等的主动确认。在和康复员进行的对话中，患者在不明白的时候不要求对方用文字表达，而是"诶？请再说一遍。""是~这样的吗？"以这样的战略性的问法等来确认对方的意思。在主动表达中依然经常使用手势、画画等代偿性行为。

**八、其他的高级脑功能检查**

"本顿视觉记忆检查"中，即时再生正确数为 7，错误数为 4，残存轻度视觉性记忆力低下。另外，时常不慎失误，依然存在轻度注意障碍。

## 九、心理

"想回到过去一样的状态"的心情依然很强烈，对他的作业治疗师说"为什么我这样努力训练了还是没有治好呢？"可见其对自己的障碍接纳度不高。

## 十、职业康复

在本人的允许下，患者工作单位的领导、主治医生、护士、康复治疗师、家属一起进行了谈话。让患者本人不参与的原因是，其目前在心理上对患病现状的接受困难，看到自己的脑成像可能会哭出来。言语治疗师介绍了患者目前在工作单位能做的事情以及复职后的工作内容，患者的公司方面也表示了复职后会提供适合其从事的工作。

## 十一、第Ⅱ期的治疗目的及治疗内容

Y+4个月～Y+8个月。

到Y+5个月为止一周7次，每次实施3~5个单元（分上午、下午两次进行）；Y+6个月以后出院，每周实施一次（3单元）训练。

长期目标：复职。

短期目标：听理解、自主性表达、命名、复述、汉字朗读、汉字书写的改善、高级脑功能障碍（尤其是注意功能）的改善。

1. 训练目的

（1）听理解能力的改善：由于有许多听觉刺激的提示，继第Ⅰ期以后，自由对话、画画、文字的听觉性认识、句子的听觉性正误判断、复述、机器（语音笔、点读笔）、书写等训练成果在进行中逐渐提高。

（2）词想起困难的改善：除了自由对话以外，实施了以汉字书写为媒介的名词及形容词的命名训练、以书写为媒介的对话训练、汉字朗读、汉字书写训练。

（3）阅读能力的改善：文章的阅读课题。

（4）注意力的改善：计算。

2. 具体的教材和训练方法

（1）使用名词绘画卡12张（2~5节拍语），进行听觉性认知（9选1及9选2）、书写（汉字与假名）、命名（出现错误的时候先写下来再命名）、朗读训练。同时使用 22 张形容词绘画卡片（例，热的－冷的），进行听觉性认知（8 选 1）、书写（汉字与假名）、命名训练。训练中使用的绘画卡片在训练后都给患者在自学中使用。

（2）从 Y+4 个月下旬开始，导入动作绘画卡片代替名词绘画卡片进行动词的听觉性认知和句子的诱导训练。由于在进行中发现了错误的语法，所以我们限定使用"～（干什么）"这样固定的语法。在动词的听觉性认知训练中，我们在 6 选 1 后实施 12 选 1 的训练。之后，让患者看有动作的图片，然后一边写下自己的想法一边说出来，最后过渡到直接看图说话。

（3）选择性写字练习从 Y+3 个月末开始，患者从汉字假名都有的句子（如"补充 1f"）过渡到只有假名的句子难度上去（逐渐提高难度）。实施方法为，首先将习题作为作业发给患者，第二天在训练室进行听觉性认知和复述（文字提示）的考查。

（4）句子的正误判断训练：和第Ⅰ期一样，先把作业发给患者，第二天在训练室进行朗读后，用文字提示进行听觉性认知训练。之后，收起文字提示，让患者听句子进行正误判断［指出○（对）或×（错）］的符号即可。

（5）文章的阅读：从 Y+5 个月下旬开始，导入 100 个字左右的阅读题。作为作业发给患者，遇到不会的汉字时使用手机中的 APP 查该汉字的读法。

（6）使用机器：（语音点读笔，详情可进入网站进行查看：http：//www.eckids.jp/pen/）进行的复述和书写的自习课题：选择 10 个单词、短语、句子（按照 3～6 拍→4～6 拍→4～7 拍→4～8 拍→2～3 节的顺序，短文、句子的难度逐渐上升），10 个数字（按照 5 位数→2 位数＋助数词→3 位数＋助数词→4 位数＋助数词的顺序，逐渐提升难度），进行复述和书写的训练。

（7）汉字练习：汉字书写、汉字朗读（从 Y+4 个月开始导入小学三年级难度的训练）。

（8）布置计算（进位 4 位数＋4 位数，退位 4 位数－4 位数的混合问题）作业。

## 十二、治疗过程

形容词的听觉性认知和表达的学习比名词要花更长时间，患者逐步学习。但是还不能做到灵活运用一些对话中常用的词汇，如"多的、少的、大的、小的"。在有动作图片的表达训练中，由于 12 张卡片都限定用同一种语法表达，患者得以慢慢学习。在只有假名的选择性写字练习中加入自然断句标点符号后，患者能够通过使用手机查询，将假名对应的汉字写出来，理解其意义。在句子的正误判断练习中，如果不朗读句子、实施句子的听觉性认知而直接让其进行听觉性正误判断的话，仅给一次听觉刺激对于患者来说还是挺困难的。在阅读理解训练中，由于患者能够正确使用手机查阅不懂的汉字，全部问题基本无误。在使用机器（语音笔、点读笔）进行的复述和书写的自习课题中，逐渐增加节拍数，Y+5 个月末的时候就导入了含有 2 个短语的练习。在数字的复述和书写中，如果加入"元""个"等数量词，有时还是会出现困难，于是我们从 2 位数＋数量词（例如，38 元、47 个等）开始进行训练，这样一来，实现了逐渐增加数字后正确反应的概率。

另外，作业治疗师对患者实施了以复职为目的的电脑操作训练（将文章的内容输入电脑）。遇到不会的汉字在电脑上查阅后输入。患者的失误逐渐减少，基本达到了病前的状态。

Y+5 个月末，出院，之后以一周一次的频率继续进行语言训练。Y+7 个月开始，一周到单位上班 2 次，Y+8 个月开始一周到单位上班 3 次。工作内容为整理收据、传票、发到公司的邮件等，以视觉信息处理为主。

## 十三、本病例总结

本病例为由广泛性颞顶叶病变引起的伴随重度听觉性理解障碍的感觉性失语。基于各种言语检查的结果，我们根据认知神经心理学方面的信息处理模型推测了本病例的障碍部位，拟定了训练计划。我们实施通过给予患者强力听觉输入激活其语音输入处理过程的训练、通过听觉刺激与汉字朗读并行、对从语音输入系统到意义系统的强化训练、通过汉字书写与汉字朗读并行进行集中的语言训练。

由于患者本人自身也有强烈的康复意识"只要能变好，做什么努力都行"，因此不仅仅在语言训练室，在病房中患者也不断进行自主训练。通过住院期间 5 个月的集中语言训练，患者在出院时从重度失语症改善至中度失语症。患者的命名能力改善不佳的原因可能如下：大脑管理命名能力的重要部位受损；与汉字的失读失写有关。由于颞叶后下部与汉字的读写能力有非常大的关系，这个部位损伤后，可能会引起汉字想起的回路形成困难。关于听理解障碍，也许除语音聋、语形聋、语义聋 3 个分类以外，还有我们没有捕捉到的问题。患者单音节的听觉性认知情况良好，在检查上没有发现语音聋，但让其闭眼后给予复数的听觉刺激则出现听取困难的状况，分析认为，可能是患者在听觉输入刺激负荷增高的情况下语音分析处理能力跟不上导致的。

在本病例中，值得庆幸的是患者的工作单位对患者态度很包容，即使患者经过 7 个月的治疗后残存中度的失语症，仍允许其部分性复职。另外，工作单位方面表示，欢迎患者随时完全性复职，因此该患者有望做好心理准备后正式回归。复职工作进行得如此顺利的原因在于，正确全面地向工作单位方面传达了患者本人的状况、意愿及其家属的想法，工作单位方面也采取包容的态度，给患者选择其力所能及的工作。

（井堀奈美　翻译：田鸿）

## 第二节　运动性失语病例

### 一、基本信息

60 岁，右利手，男性，本科，从事事务性工作，读写能力很强，常常进行演讲等。

1. 诊断　心源性脑梗死。

2. 既往病史　高血压、心房纤颤。

3. 现病历　X 年 Y 月，晕倒在卧室被妻子发现，实施急救。以右侧麻痹、言语困难为主诉，进入 A 医院抢救。疑似脑梗死住院。Y＋1 个月 Z 日，以实施集中性康复为目的转院到 K 医院康复部，同日开始接受物理治疗师、作业治疗师、言语治疗师康复治疗。

4. 神经学方面诊断　右侧麻痹、运动障碍性构音障碍。

5. 神经心理学方面诊断　运动性失语、观念运动性失用、口舌面部失用注意障碍（广义注意障碍、分配性注意低下）、右侧空间忽略、保持及信息处理能力低下、同侧障碍（动作急、粗糙）。

6. 神经放射线学检查　根据头部 MRI，左前额叶、中央前回、中央后回、放射冠、半卵圆中心、顶叶的广泛性梗死灶（图 8-7）。

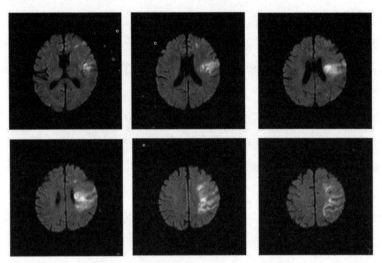

**图 8-7　MRI 画像（运动性失语症病例）**

## 二、语言评估

WAB 失语指数为 56.1，认定为中度的运动性失语（图 8-8）。

1. 听理解　可以理解简单的日常对话。检查发现，患者单词部分得分情况良好（物品 5/6、绘画 6/6、图形 5/6、假名 4/6、数字 6/6、颜色名 6/6、屋内部位 6/6、身体部位 4/6、手指/左右 8/12），但存在对假名-文字、身体部位及左右的理解障碍。WAB 口头命令得分情况为 47/80，象征测试得分情况为 9/39、44/167，在听觉性把持检查中单词为 1 单位、数字为 2 单位，存在听理解障碍和听觉性把持力低下的状况。

2. 阅读理解　可以理解简单的文章（WAB 中文章理解得分 30/40），比听觉理解能力好。但在书写方面，也许是伴随运动障碍的原因，WAB 得分为 1/10，低下。另外象征测试中对"颜色"和"形状"的错读很明显，得分分别为 17/39、116/167，低下。

3. 表达　表达开始困难、词想起困难、语音想起困难显著，在自主表达中常出现"嗯—""—是什么呢?"等思考性的语言，语言表达量少。有时会出现较流畅的语言和句子（如"比起叫救护车……"），数字的语义错误很多。

在命名、朗读、复述的各个方面，存在显著的语音探索和音韵性错误。并且，伴有言语失用，构音歪曲、置换、探索状况交替。命名能力在 WAB 检查中物品命名 4/20、在 100 单词命名检查中 29/100，若包含音韵性错语则得分分别为 15/20、53/100，语言表达本身的情况还是可以的。在复述、朗读的检查中，若将音韵性错语归为正确的话，患者可以复述 4 句左右的话，可以朗读简短的汉字与假名交互的句子。但是，平假名-文字的朗读情况为清音 6/46、浊音 5/25、拗音 5/36，显著低下，除了存在由言语失用引起的构音歪曲、置换、探索等现象，还存在语言持续现象（在前一个场景中说过的话，换到下一个场景后继续说）。另外，数字方面，1 位数的评估中都频繁出现词性错语。在音节复述中，清音③ 17/45、浊音④ 7/23、拗音⑤ 9/33，与朗读一样，存在显著的由言语失用引起的构音歪曲、置换、探索。

4. 书写　在用左手（患者为右利手）写字时，可以用汉字写出自己的名字，但无法写出自己的住址。WAB 书写检查中，患者有严重的汉字、假名回想困难状况（汉字单词 1/6、假名单词 1.5/6），笔顺混乱，常常出现片段书写等异常状况。平假名-文字的书写情况为，SLTA 1/10，WAB 0/5，显著低下。WAB 的句子书写得分情况为 2.5/10，汉字部分情况良好，连续假名的部分则无法做到、中途放弃。写字过程中也同样存在运笔异常的状况。

5. 计算　WAB 中，加法运算 3/3、减法运算 3/3、乘法运算 3/3、除法运算 3/3，在有正确答案出现的选择题形式的运算中，患者全部正确，情况良好。但在笔算形式的 SLTA 中，加法运算 3/5、减法运算 5/5、乘法运算 2/5、除法运算 2/5，存在显著的数字错写和自我修正状况。

6. 发音/共鸣/构音　响度低，最长声时［ɑː］为 23 秒。鼻音不明显，从鼻息镜来看患者发音时没有鼻孔漏气的情况。存在右中枢性颜面神经麻痹，在伸舌时向右偏，有右嘴角下垂及流口水的症状。右侧口唇横向牵拉范围窄。可以进行舌的前伸、后退、左右运动，但舌的上下运动、口唇突出、横向牵拉运动、脸部的鼓起及凹陷运动困难，我们认为是由口颜面失用引起的。口部轮替（oral diadochokinesis）5 秒间为"pa"24 次、"ta"

22次、"ka"20次，发/k/时弱音化、速度低下。在"paka""taka""pata"这样双音节反复的测试中，由于言语失用，无法做到构音的转换。由于患者有轻度运动性构音障碍，加上由言语失用引起的元音、辅音的歪曲与置换，对话清晰度为"2（有时说出让人不理解的话）～3（如果事先知道其想说的内容就可以理解）"。

基于以上检查结果，本病例被诊断为伴有言语失用的运动性失语。本失语症病例以找词困难和语音想起困难为核心症状，表现出身体部位和左右关系的理解障碍、句子层面的听理解障碍、汉字与假名的失写、假名与数字的失读。若根据图8-7的模型推测患者的障碍部位——找词困难是从语义系统到语音输出系统以及文字输出系统通路的障碍；语音想起困难是语音输出系统自身或是从语音输出系统到语音输出排列通路的障碍；汉字的失写为失语性失写，是语义系统直接的障碍或是以语音输出系统为媒介的文字输出系统通路的障碍，也可能是文字输出系统自身的障碍；握笔异常为从文字输出系统到书写的处理通路的问题，并且也在很大程度上受到了使用非利手（左手）的影响；在假名方面，单词和句子的阅读情况较好，假名-文字的朗读受到言语失用的影响，障碍程度严重；假名的失写与汉字一样，失语性失写是其重要原因，假名-文字的书写也存在重度障碍，显示出了患者语音-文字的转换障碍；言语失用从语音输出排列到构音编程系统的障碍或是构音编程系统自身的障碍；听觉记忆广度低下为语法功能的障碍。

### 三、其他的高级脑功能检查

Kohs立方体检查IQ61、瑞文彩色渐进测验（Raven's Colored Progressive Materice，RCPM）线性色彩白质病变检查21/36，低下。定向力和情景记忆没有明显问题，但存在观念运动性失用、口颜面失用、注意障碍、持续（语言持续现象）、右侧空间忽略等多种高级脑功能脑障碍。有训练欲望，心理上较冷静。

### 四、治疗目标

1. 长期目标　回归正常家庭生活。

2. 短期目标　语言功能整体的改善（言语失用、命名、语音提取、书写、阅读）、沟通能力的改善、高级脑功能的改善。

### 五、第 I 期的治疗目的及治疗内容

Y+1 个月～Y+2 个月，每周 7 次，每次 1 小时。

1. 理解力的改善　因为患者对日常对话的理解能力较好，就以阅读理解训练为中心，增加了注意障碍及高级脑功能障碍改善的内容。给患者布置的作业为看图读句子并选出正确的选项。该作业能顺利完成后，尝试给患者 100 字左右的短文，由于受到注意障碍、同侧障碍的影响，患者对问题的把握不充分，常常出现还没有充分思考主旨就着急回答的状况，总的来说，独立完成困难。因此，我们改变策略，改为由治疗师和患者一起阅读、把握文章的主旨后让患者口头回答，回答正确再写下来。

2. 表达能力的改善　患者在自由对话、朗读等几乎所有的情况下都频繁出现由言语失用引起的音韵性错误，即使提示给患者听觉刺激或口型督促其自我修正，但受到持续（语言持续现象）及口颜面失用的影响，连单元音都修正困难。患者自身也注意到了这一点，每次不能顺利修正时，都出现舌头打结等非常痛苦的情况（患者都会发出啧啧声，好像精神压力很重）。因此，在第 I 期中不进行言语失用的训练，以促进词想起及语音想起的改善为主，进行图片命名和句子朗读的训练。另外，通过自由对话激发患者的表达欲望，为了恢复患者的自信心，我们以患者患病前相关的话题为主。用到的具体教材为：①2～3 音节的 20 个单词（命名）；②阅读作业（朗读）和图片（命名）；③书写训练中用到的文章（朗读）。

3. 书写的改善　①住址、姓名、短文的书写（标注假名），每次的情况记录到病例笔记本上；②选择与图片匹配的汉字＋假名进行书写（图 8-4）；③作业：动作图片卡的选择性书写（图 8-5）。

4. 高级脑动能的改善　加减法运算。从"进位加法运算 2 位数＋1 位数、无退位减法运算 2 位数－2 位数"开始，作为作业布置给患者。导入退位运算时，患者在十位数为"1"的问题中（如，12－5）进行得较为顺利，十位数变为"2"时（如，22－5）则出现困难，总的来说，缓慢提升难度。

5. 沟通能力的改善　与笔谈形式结合的自由对话。

### 六、第 I 期的治疗过程

言语治疗师开始时，由于患者除失语症之外还有许多高级脑功能障碍的症状，导入作业时花了不少时间，但由于患者自身有训练欲望，所以还是慢

慢进行下去了。在与笔谈形式结合的自由对话中，患者句子层面的表达增加了，传递的信息量也增加了。但是，由于语音置换情况明显，所以许多情况下患者不能正确完整地表达自己的意思，需要对方的推测与确认。在高级脑功能方面，由于受到注意障碍、同侧障碍、右侧空间忽略的影响，在将文具资料等从书包中拿出/放入时，常常出现忘记刚才的行为的情况。

### 七、第Ⅱ期的治疗目的与治疗内容

Y+2个月~Y+4个月。

1. 理解力的改善　继续使用第Ⅰ期中使用过的文章进行阅读理解练习。患者经过如下阶段——自己思考答案写下来→将回答问题部分作为课后作业完成→全部内容作为课后作业完成，逐渐不需要治疗师辅助就可以直接完成

2. 表达的改善　在患者逐渐习惯训练模式且较容易发出口唇音和元音时，从发病第62天正式开始了以改善言语失用为目的的构音训练。在训练中，用到了镜子、添加了口型图片提示的文字卡片。首先，进行5个元音和ま行音（日语中独有的）的单音节训练（假名あ、い、う、え、お、ま、み、む、め、も），再进行由元音和ま行音组成的2~3音节的单词（如，雨、重的）以及2词短句（甜的桃）的训练。然后，一张一张地展示添加了口型图片提示的文字卡片，连续3次，要求患者朗读出来。患者出现错误时，进行复述、齐读，根据需要治疗师用口型提示。2周后，导入以元音和ま行音开始的2~4音节单词（如，姐姐、虫、卖、电影、哈密瓜、音乐等）。10天后，导入假名"た、て、と"的构音训练，从单音节开始到2~4音节的单词，一边朗读，一边逐渐增加单词（如，谷、天气、停止、建筑物等）。但是，由于患者/k//t/转换混乱（如，太鼓→kaito），我们对该部分进行了削减。

另外，持续进行自由对话、朗读作业、命名训练。

3. 书写的改善　①在本子上写字（和第Ⅰ期一样）；②作业：选择与句子匹配的单词（图8-6）。

高级脑功能的改善：通过逐步提高计算作业的难度进行。

### 八、第Ⅱ期的治疗经过

在与笔谈形式结合的自由对话中，依然存在找词困难和音韵性错语，

需要对方的确认，但有改善。在笔谈中，数字的错字很多，需要他人帮助。构音训练中，不稳定性较大，整体呈现改善倾向。但是，在朗读作业的训练中，即使出现了正在训练的字，也依然有随机置换的状况。在Y+3个月进行往汉字上标假名的训练中，给予患者听觉刺激也无法想起假名，提示五十音图表后患者需要花很长时间来寻找，总体呈现困难。另外，在病房中患者有空就会读书看报。在运算训练中，患者能够稳定进行退位减法运算2位数−1位数，第Ⅱ期结束时到了退位减法运算2位数−2位数的级别，在加法运算中也可以做到3位数+2位数（2处进位）。

第Ⅱ期训练结束时，我们进行了再评估。WAB失语指数为56.1→62.8，有改善，但依然存在中度的运动性失语（图8−8）。

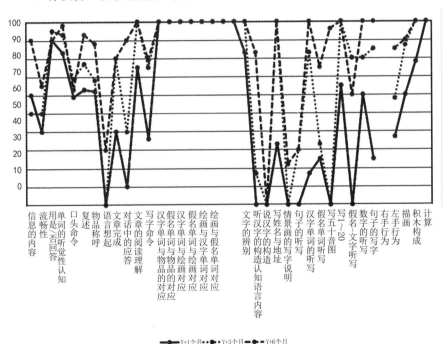

■━■Y+1个月 ●‥●Y+3个月 ■─■Y+6个月

**图8−8 西方失语症成套测试（正确回答率％）（运动性失语病例）**

1. 听理解 7.6→8.4，有改善。口头命令为47/80→55/80，有改善，但仍存在语法理解障碍和长文理解力低下。代币测试（令牌测试）为12/39、59/167，得分依然较低，对话中的理解力低和注意分散情况明显。在听觉记忆跨度检查中，单词1单位、数字1单位，听觉性把持力低下残存（仍有听力下降的现象存在）。

| 项　目 | 内　容 | Y+1 个月 | Y+3 个月 | Y+6 个月 |
|---|---|---|---|---|
| 自主发话 | 信息的内容 | 60 | 50 | 90 |
|  | 流畅性 | 40 | 50 | 65 |
| 听觉性理解 | 用是/否回答 | 90 | 95 | 90 |
|  | 单词的听觉性认知 | 83 | 93 | 98 |
|  | 口头命令 | 59 | 69 | 63 |
| 复述 | 复述 | 63 | 77 | 93 |
| 称呼 | 物品称呼 | 62 | 68 | 88 |
|  | 语言想起 | 0 | 0 | 30 |
|  | 文章完成 | 40 | 80 | 80 |
|  | 在对话中的应答 | 10 | 40 | 90 |
| 阅读理解 | 文章的阅读理解 | 75 | 100 | 100 |
|  | 写字命令 | 36 | 75 | 79 |
|  | 汉字单词与物品的对应 | 100 | 100 | 100 |
|  | 假名单词与物品的对应 | 100 | 100 | 100 |
|  | 汉字单词与绘画的对应 | 100 | 100 | 100 |
|  | 假名单词与绘画的对应 | 100 | 100 | 100 |
|  | 绘画与汉字单词的对应 | 100 | 100 | 100 |
|  | 绘画与假名单词的对应 | 100 | 100 | 100 |
|  | 口语的单词和假名单词的对应 | 100 | 100 | 100 |
|  | 口语的单词和汉字单词的对应 | 100 | 100 | 100 |
|  | 文字的辨别 | 83 | 100 | 100 |
|  | 听汉字的构造认知语言内容 | 0 | 17 | 83 |
|  | 说汉字的构造 | 0 | 0 | 0 |
| 写字 | 写姓名与住址 | 33 | 100 | 100 |
|  | 情景画的写字说明 | 0 | 0 | 22 |
|  | 句子的听写 | 0 | 30 | 30 |
|  | 汉字单词的听写 | 17 | 83 | 100 |
|  | 假名单词的听写 | 25 | 33 | 75 |
|  | 写五十音图 | 0 | 0 | 96 |
|  | 写 1~20 | 65 | 100 | 100 |
|  | 假名-文字的听写 | 0 | 80 | 60 |
|  | 数字的听写 | 60 | 80 | 100 |
|  | 句子的写字 | 25 | 85 | 100 |
| 行为 | 右手行为 |  |  |  |
|  | 左手行为 | 37 | 58 | 85 |
| 构成 | 描画 | 60 | 87 | 90 |
|  | 积木构成 | 78 | 100 | 100 |
|  | 计算 | 100 | 100 | 100 |

2. 阅读理解　6.4→8.4，有改善。书写命令为 1/10→7.5/10，有改善。

3. 表达　复述为 6.3→7.7、命名 4.2→5.3，有改善。自主表达项目为 10→10，依然存在显著障碍。平假名-文字的朗读情况为，清音 6/46→27/46、浊音 5/25→20/25、拗音 5/36→22/36，有改善。复述为，清音 17/45→25/45、浊音 7/23→15/23、拗音 9/33→19/33，有改善。

100 单词命名检查为 29/100→50/100，有改善，音韵性错误很多。在 oral diadochokinesis 的 "paka" "taka" "pata" 双音节反复测试中，依然无法做到构音的转换。

4. 书写　1.7→4.1，有改善，特别在汉字单词的书写中得分从 1/6 到 5/6，改善显著。另外，假名单词的书写中得分从 1.5/6 到 2/6，障碍程度依然很重，患者本人也反映"无法书写假名"。"明明一直在看报纸我为什么还是无法书写假名？"平假名-文字的书写情况为清音 28/46、浊音 9/23、拗音 1/33。

### 九、其他的高级脑功能检查

Kohs 立方体检查 IQ61→IQ58、瑞文彩色渐进性测验 21/36→29/36，得分增加。口颜面失用有改善倾向。依然存在概念运动性失语、注意障碍、持续（语言持续现象）、右侧空间忽略、同侧障碍等多种高级脑功能障碍。

### 十、第Ⅲ期的治疗目的与治疗内容

Y+4 个月～Y+7 个月。

1. 理解力的改善　继续实施文章的阅读理解训练。

2. 表达的改善　在以改善言语失用为目的的构音训练中，导入か行音后，继续导入だ行、な行、ぱ行、ば行音。构音训练顺利进行，难度逐渐提升。另外，自由对话、作业朗读、命名训练也在继续进行。在作业朗读训练中，患者依然存在随机语音置换的状况，这时候若给予其带有发音口型的图片提示，则可以促进其改善。

3. 书写的改善　①在本子上写字（和第Ⅰ期一样）；②作业：选择与句子匹配的单词（补充 1f）；③导入汉字练习作为作业，从小学一年级的难度开始逐步提升。由于患者存在假名的失写，但构音训练情况逐渐稳定下来，因此在其发病约 4 个月后（第 118 天），开始了使用关键词法的假名书写训练。

4. 高级脑功能的改善　加减法运算逐渐增加难度实施，可以在 3 位数＋3 位数（3 处进位）、3 位数－3 位数（2 处退位）的难度上稳定下来。

## 十一、关于使用关键词法的假名书写治疗

加入该训练的依据如下：

患者虽然一直进行标注有假名的短文书写训练、选择性书写训练、包含假名的句子朗读训练，假名书写的自然恢复依然困难。

患者在提示五十音图表的情况下，可以选择要求的假名进行朗读，但难度依然很大，若要完整学习五十音图表也会成为本病例的一个较大的负担。

患者的汉字学习能力很强。

患者的言语失用情况存在一定程度的改善，目前情况接近于柏木等列举的使用关键词法的条件之一——"基本可以进行 5 拍左右单词的复述"。

患者在患病前的读写能力很强，对假名书写训练很有兴趣，每次都会尽力完成作业。

本训练法比起单词的假名书写训练等自然恢复方法针对性更强，音节与假名-文字有一一对应的关系。

由于患者家离医院远，考虑到住院期限，在时间上也不允许尝试其他方法了。

关于关键词法，有两种：①柏木等将假名-文字作为关键词，以汉字的形式写出来，赋予假名意义，促进其再学习。②铃木等将单音节汉字作为关键词，给出提示，促进患者学习。由于本病例表达障碍明显，所以我们选择了以柏木等的方法。本病例中使用的关键词，训练步骤为首先导入あ行、か行，根据患者状态逐步前进，具体步骤如下。

假名-文字与关键词的联合导入：在卡片正面写上假名-文字、反面写上关键词，进行：假名-文字与关键词的朗读；关键词的朗读与假名-文字的朗读；看假名-文字，写关键词，朗读关键词；朗读假名-文字，说关键词，写关键词；朗读关键词，写假名-文字，朗读假名。使用的卡片在训练后给患者方便其练习。但是，由于患者的假名-文字与关键词的联合学

习基本没有进展，我们认为使用卡片进行自主训练很难，因此我们重新制作了教材——在假名「あ～こ」旁边写上关键词的系列、在关键词旁边写上假名「あ～こ」的系列，作为作业布置给患者。之后，打乱顺序，让患者在随机排序的平假名边上写出关键词、在随机排序的关键词边上写出平假名-文字，变换方式出题。

言语治疗室中，除了使用训练卡片，还进行了以下内容：

书写「あ雨、い胃、う牛、え絵、お尾」这样——一对应的假名文字＋关键词系列。

听声音，写假名→写关键词→朗读关键词。

大约过了3周，患者能够顺利完成"あ行、か行"（无实际意义的平假名文字）的平假名文字书写，作为应用练习，导入在由"あ行、か行"音构成的2拍汉字单词上标注假名的训练。由于在假名的书写训练中，让患者意识到语音在书写假名的过程很重要，因此治疗师在汉字旁边用〇标出音节，患者说一音节的音就在〇里写出一个平假名。但是，患者并没有理解问题的本质，在听2拍的汉字单词后，自己写出了汉字，因此有必要进一步改善方法来促进患者的听理解。

发病第114天，导入さ行的训练。治疗师反映"患者相对来说较容易理解さ行音，也许是习惯了这种模式"，之后就以每10天至2周导入一行新的假名训练。每次在导入新训练时，都会在原有教材的基础上加入患者已经掌握的假名作为教材。作为应用练习的汉字单词书写训练可以将节拍数增加到4拍。另外，患者有较强的听觉意识，可以逐渐自主完成，正确率也在逐步提升。

由于患者本人强烈要求在×月×日前出院，结合该情况，我们制订了五十音图表的学习计划，但由于时间紧张，患者在训练结束时是行至わ行音中存在部分掌握不佳的情况。

### 十二、第Ⅲ期的治疗经过

唤语功能、汉字书写能力有改善，在自由对话中传达的信息量增加、低频率语的出现次数增加。但是数字的错语情况依然明显。在自主表达中患者的自信心有所提升，进行第Ⅲ期训练时可以经常主动和别的患者进行沟通。汉字训练实施到了小学四年级的水平。由于在关键词法假名文字训练进行到导入な行时，患者提出出院的要求，因此患者及家属、言语治疗师、协调员得以有了座谈的机会。言语治疗师反映患者恢复情况较为顺利，还需要一段时间集中性的语言训练来改善假名文字训练的情况，患者家属表示希望尽力康复到最好。患者本人表示，语言训练是很花费时间的，但已经住院很久，想回家了。最终，达成了一致——家庭医院结合治疗后出院。

在第Ⅲ期康复的后半段，我们实施了再评估。WAB 失语指数为 62.8→81.1，有改善，运动性失语进入轻度区域（图 8-6）。特别在言语表达方面有显著改善。

1. 听理解　8.4→8.2，没有显著变化，口头命令为 55/80→50/80，依旧低下，残存语法理解障碍、听觉记忆跨度低下。代币测试（令牌测试）为 12/39→14/39、59/167→92/167，有改善，但在对话中的理解偏差状况依然明显。在听觉性把持检查中单词 1 单位→3 单位、数字 1 单位→1 单位，虽有改善，但不明显（尤其是数字的错读情况）。

2. 阅读理解　8.4→8.9，有改善。在病房中一直读报纸和书籍，对于复杂的文章也可以在一定程度上进行理解。

3. 言语表达　虽然发起表达困难情况依然残存、发话量少，但自主提问、主动发起话题的情况在逐渐增加。残存数字的语性错语。唤语、语音想起、发语失行等情况有所改善，WAB 中自主表达的项目得分情况为 10→16、复述为 7.7→9.3、命名为 5.3→7.6，尽管残存音韵性错语，但整体情况得到改善。在平假名-文字的朗读中，清音 27/46→35/46、浊音 20/25→20/25、拗音 22/36→25/36，有所改善。在音节的复述中，清音 25/45→41/45、浊音 15/23→20/23、拗音 19/33→28/33，有所改善。

4. 100 单词命名检查　50/100→74/100，有改善，在句子的朗读中正确的构音在增加。但是，容易出现数字的语性错读。由于发语失行的改善，在 oral diadochokinesis 的"paka""taka""pata"双音节反复测试中，可以做到构音的转换。

5. 书写　4.1→6.5，有改善。在汉字单词的书写中正确率变化为 5/6→6/6，假名单词的书写中正确率变化为 2/6→4.5/6，有所改善，情景画的看图描述中可以写一些句子来表达。假名-文字的书写中，清音 28/46→40/46、浊音 9/23→5/23、拗音 1/33→1/33，可以看出在使用关键词法后清音的情况有所改善。关键词法导入前后的假名书写成绩对比，平假名-文字（清音）为 61%→87%，WAB 五十音图的书写（か行至は行）的正确率为 0%→96%，WAB 假名单词的书写中 0%→58%，都分别有了改善。

### 十三、其他的高级脑功能检查

Kohs 立方体检查 IQ58→IQ90、线性色彩白质病变检查 29/36→31/36，智力功能整体得到改善。

出院时的情况为：运动性失语（轻度）、言语失用（轻度）、残存注意障碍、言语持续现象、右侧空间忽略、同侧障碍。

作为患者出院后的巩固练习，除了理解、表达训练以外，我们给他布置了没有来得及进行的训练内容——清音假名书写的应用训练、浊音及拗音的导入、长音、促音、拗音＋长音/促音等特殊音素的导入及应用练习、书写简单的日记、电脑键盘训练。出院时，患者本人和家属都表达了强烈的继续训练想法，但由于患者家离医院很远、轮椅出行不方便等原因，选择了每周 1 次的上门语言训练，我们将患者的所有情况都介绍给了接下来负责患者上门康复的治疗师。

### 十四、本病例总结

本病例被诊断为伴有多种高级脑功能障碍的中度运动性失语。由于患者在病前读写能力强且常出席演讲活动等，这样的诊断结果对于患者本人及其家属的打击都是非常大的。本病例的核心症状——言语问题主要为找词困难、语音提取障碍、言语失用、假名失写，因此训练也以此为中心开展。但是，在刚进行训练时，在对由言语失用引起的构音错误进行训练的过程中，由于患者口颜面失用，导致治疗师的听觉提示、视觉提示都基本无效，即使是单元音都修正困难。患者表达出了很大的心理负担，让我们明白了这时候进行言语失用训练为时尚早。因此，在第 I 期训练中我们没有特别去纠正患者构音问题，而是优先激发其对话意愿和恢复其自信心。进入第 II 期后，开始了言语失用训练，虽然存在不稳定性，但在一定程度上能够正确构音了。在实施本病例表达训练的过程中，促使我们反思了语音想起水平和构音运动运行水平的区别和联系。由于患者在语音错误时，提示假名文字和有口型的卡片就会容易得到修正，因此启示我们也许构音错误是构音运动运行水平上的问题。但是，患者还存在流畅性的语音性错语，如用汉字书写的同时进行口语表达依然困难等情况，这启示我们也许是语音想起水平的问题。因此，我们认为本病例在语音想起、构音运动运行水平上都存在障碍。在第Ⅲ期中，由于患者自身也对假名的失写感到困扰，因此我们导入机能再编成法之一的关键词法。开始的あ行、か行假名的学习花了 3 周时间，但之后就比较顺利了。由于出院时间期限的原因，在训练没有结束时患者就已出院。若没有出院时间限制，我们可以做到减轻患者压力、更加高效地训练。另外，我们认为在本病例中应该更早导入假名训练，但由于使用关键词法的假名训练需要一定程度的表达能力，本病例在言语失用的改善上花费了不少时间，导致最后时间上来不及。根据多年临床检验，运动性失语康复周期长是众所周知的，我们强烈认为现在的日本医疗制度不是完全以患者为中心的。本病例的患者在出院后，继续接受每周 1 次的上门康复服务，根据治疗师反馈，患者增加了日记书写的练习，因此我们推测患者将训练中的书写训练灵活运用到了出院后的自主训练中，这使得我们重新认识了要在有限的住院期间进行以患者出院后顺利进行自主训练为目的习惯化训练的重要性。

**注解：**

①假名：日语的表音文字。"假"即"借"，"名"即"字"。意即只借用汉字的音和形，而不用它的意义，所以叫"假名"。汉字为"真名"。假名主要分为"平假名"和"片假名"两种。平假名源于汉字草书，正式使用约从公元九世纪起；片假名源于汉字楷书，正式使用约从公元十世纪起。早期的日语没有文字系统，自汉字传入日本，日语开始用汉字来书写。当时的日语文字系统和今天的汉语文字系统一样是单一的，不过，日语的文字系统并没有停留在这一状态。约公元九世纪，日本人以中国汉字为基础创造了假名（Kana）。"平假名"是为了书写和歌、物语而诞生；"片假名"则为了解读汉文而出世。

②五十音图：又称五十音，是将日语的假名（平假名、片假名）以元音、子音为分类依据所排列出来的一个图表。日语的每个假名代表一个音节（拗音除外），所以属于音节字母。日语的假名共有 71 个，包括清音、浊音、半浊音和拨音。其中基本元音有 5 个，辅音 41 个，不可拼 4 个。表

示四十五个清音音节的假名，按照发音规律，可排列成表，这个假名表称为五十音图【五十音图】（ごじゅうおんず）。

**清音**

| 平假名 | 片假名 | 行 | あ ア 段 | い イ 段 | う ウ 段 | え エ 段 | お オ 段 |
|---|---|---|---|---|---|---|---|
| あ | ア | 行 | あ ア a | い イ i | う ウ u | え エ e | お オ o |
| か | カ | 行 | か カ ka | き キ ki | く ク ku | け ケ ke | こ コ ko |
| さ | サ | 行 | さ サ sa | し シ shi | す ス su | せ セ se | そ ソ so |
| た | タ | 行 | た タ ta | ち チ chi | つ ツ tsu | て テ te | と ト to |
| な | ナ | 行 | な ナ na | に ニ ni | ぬ ヌ nu | ね ネ ne | の ノ no |
| は | ハ | 行 | は ハ ha | ひ ヒ hi | ふ フ fu | へ ヘ he | ほ ホ ho |
| ま | マ | 行 | ま マ ma | み ミ mi | む ム mu | め メ me | も モ mo |
| や | ヤ | 行 | や ヤ ya | い イ i | ゆ ユ yu | え エ e | よ ヨ yo |
| ら | ラ | 行 | ら ラ ra | り リ ri | る ル ru | れ レ re | ろ ロ ro |
| わ | ワ | 行 | わ ワ wa | | | | を ヲ wo |
| 拨音 | | | ん ン n | | | | |

**浊音**

| | | 行 | | | | | |
|---|---|---|---|---|---|---|---|
| か | カ | 行 | が ガ ga | ぎ ギ gi | ぐ グ gu | げ ゲ ge | ご ゴ go |
| さ | サ | 行 | ざ ザ za | じ ジ ji | ず ズ zu | ぜ ゼ ze | ぞ ソ zo |
| た | タ | 行 | だ ダ da | ち ヂ di | づ ヅ du | で デ de | ど ド do |
| は | ハ | 行 | ば バ ba | び ビ bi | ぶ ブ bu | べ ベ be | ぼ ボ bo |

**半浊音**

| は | ハ | 行 | ぱ パ pa | ぴ ピ pi | ぷ プ pu | ぺ ペ pe | ぽ ポ po |
|---|---|---|---|---|---|---|---|

**拗音**

| | | 行 | や ヤ 段 | ゆ ユ 段 | よ ヨ 段 |
|---|---|---|---|---|---|
| か | カ | 行 | きゃ キャ kya | きゅ キュ kyu | きょ キョ kyo |
| が | ガ | 行 | ぎゃ ギャ gya | ぎゅ ギュ gyu | ぎょ ギョ gyo |
| さ | サ | 行 | しゃ シャ sya | しゅ シュ syu | しょ ショ syo |
| ざ | ザ | 行 | じゃ ジャ jya | じゅ ジュ jyu | じょ ジョ jyo |
| た | タ | 行 | ちゃ チャ cha | ちゅ チュ chu | ちょ チョ cho |
| だ | ダ | 行 | ぢゃ ヂャ jya | ぢゅ ヂュ jyu | ぢょ ヂョ jyo |
| な | ナ | 行 | にゃ ニャ nya | にゅ ニュ nyu | にょ ニョ nyo |
| は | ハ | 行 | ひゃ ヒャ hya | ひゅ ヒュ hyu | ひょ ヒョ hyo |
| ば | バ | 行 | びゃ ビャ bya | びゅ ビュ byu | びょ ビョ byo |
| ぱ | パ | 行 | ぴゃ ピャ pya | ぴゅ ピュ pyu | ぴょ ピョ pyo |
| ま | マ | 行 | みゃ ミャ mya | みゅ ミュ myu | みょ ミョ myo |
| ら | ラ | 行 | りゃ リャ rya | りゅ リュ ryu | りょ リョ ryo |

③清音。语音学中，声带不振动的音称为清音。

④浊音。语音学中，将发音时声带振动的音称为浊音。辅音有清有浊，而多数语言中的元音均为浊音，鼻音、边音、半元音也是浊音。

⑤拗音。拗音分开拗音和合拗音，开拗音指由辅音硬腭化产生的音，

合拗音指由辅音圆唇化产生的音。拗音与直音相对。开拗音一般来说都有与之对应的直音，如きゃ对か。以下都是开拗音。

拗音是指"い"段假名（含浊音、半浊音）（除い外）"きしちにひみりぎじぢびぴ"和复元音"や、ゆ、よ"拼起来的音节，共有三十六个，在"い"段假名后面右下角加小写的"や、ゆ、よ"来表示。

（井堀奈美　翻译：田鸿）

# 第三节　经皮质混合性失语

## 一、基本信息

患者姓名：李××

性别：男

年龄：53 岁

学历：小学

工作：司机

病变部位（MRI）：颅脑外伤、颞顶叶软化灶形成

病程：3 个月

失语症的类别：经皮质混合性失语

BDAE 失语症严重程度：2 级

合并障碍：认知障碍

利手：右手

家人的理解与帮助：陪同患者住院的为其儿子，在语言治疗中非常支持配合，能很好地监督和帮助患者离开治疗室及回家后的家庭训练，但患者本人不太配合。

## 二、失语症表现

1. 谈话　自发性语言为非流畅型，说话少，模仿语言好，系列言语好，完成系列语言时发音很清楚，但中间打断其说话，患者将不再继续。

2. 复述　较好，能完成和准确复述检查者说的单音节字、多音节词、短语以及简单句，复杂句子、长复合句和无关词组的复述部分能完成。

3. 听理解　回答是/否问题、听辨认、执行口头简单指令有障碍；对常用词、动作动词的理解有保留，对执行复杂口头指令或含语法词如介词、连接词的理解有明显障碍。

4. 命名　有障碍，列名障碍最严重。颜色、物体的命名部分能完成，命名时启动发音困难，给予语音提示可以部分完成。

5. 阅读　阅读理解稍好，朗读较阅读理解差。

6. 书写　有明显障碍，自发书写中简单姓名、年龄、生活用品可完成，部分抄写也较好，听写和自发书写表现严重障碍。

7. 计算　加减法好于乘除法，两位数以下加减法尚可完成。

### 三、失语症治疗计划

因该患者伴有明显的认知障碍，文化程度为小学，且自己不是很愿意进行语言训练，所以重点训练任务为听理解、口语表达训练和认知功能训练，其次训练患者命名、阅读、书写等。

（一）听理解训练

经皮质混合性失语和完全性失语是失语症中听理解最严重的。患者在音位识别、词汇、句法及语义方面都有严重障碍。语音感知障碍的训练题型主要为音位识别，要求患者根据听到的目标音在最小音位对中进行识别，找出对应的图片。如汉语失语症的语言评价使用的语音分析评估和训练包括声母（d−t）、韵母（a−o）、声调（ˉ−ˊ）听辨别，属于评价音位和声调确认任务；然后可以进行最小差听字−指图任务，属于单音节任务，即听理解加工的早期阶段。词汇、句法及语义障碍可借鉴上例经皮质感觉性失语患者的听理解训练方法。

除此之外还需注意：

1. 利用视觉信息　可口语和手势并用，并可加上面部表情、身体姿势等非言语提示，以帮助理解。

2. 利用书写　利用患者有认出单个写出的大字的残留功能，可用书写，亦可将要讨论的内容的关键词写在卡片上，一边讨论一边翻出以帮助理解。

3. 说话要慢、要重复讲。

4. 采用增加患者理解的方法　包括增加多余信息，在询问患者"把蓝色的杯子指给我看"的基础上，增加下"把用来喝水的蓝色的杯子指给我看"以降低句法复杂性；用简单的陈述句，降低语句的长度，选择使用频度高的、短的、有意义的句子。

5. 留意患者的习惯和偏好　通过家人了解患者习惯用的手势、面部表情、身体姿势、目光等非言语信息，以帮助对他的了解。留意其偏爱词，有时可从这些词引申出合适的问答。

6. 利用文字、绘画、描述的方式　鼓励患者用写字、绘画等方法帮助表达，这种方法常比手势有效。

（二）口语表达训练

可借鉴上例经皮质运动性失语患者的口语表达训练方法。

（三）认知功能训练

患者的认知障碍主要表现为记忆和思维障碍。

1. 记忆的训练

（1）视觉记忆：先将 3~5 张绘有日常用品的图片卡放在患者面前，告诉患者每张卡片可以看 5 秒，然后将卡片收回，让患者用笔写下所看到的物品的名称，反复数次，成功后增加卡片的数目。

（2）编故事法：把要记忆的内容按自己的习惯和爱好编成一个小故事，有助于记忆。

（3）作业疗法：木工、黏土作业、镶嵌、投箭等。

在日常生活中采用下述的方法：①建立恒定的每日活动常规，让患者不断地重复和练习。②耐心地向患者提问和下命令。③从简单到复杂进行练习，将整个练习分解成若干小步骤，先分小步骤地训练，成功后再逐步联合。④利用视、听、触、嗅和运动等多种感觉输入来配合训练。⑤每次训练时间要短，记忆正确要及时给予奖励。⑥让患者分清重点，先记住最重要和最紧急的事，不去记忆一些无关的琐事。

2. 思维的训练　思维包括推理、分析、综合、比较、抽象、概括等多种过程，而这些过程往往表现于人类对问题的解决中。

下面介绍一些推理和解决问题能力的训练方法。

（1）指出报纸中的消息：取一张当地的报纸，首先问患者有关报纸首页的信息如大标题、日期、报纸的名称等，如回答无误，再要他指出报纸中的专栏如体育、商业、分类广告等。回答无误后，再训练他寻找特殊的消息，如可问他两个球队比赛的比分如何？某电影院上映的电影如何？回答无误后，再训练他寻找一些需要他做出决定的消息。

（2）排列数字：给患者3张数字卡，让他由小到大排列，然后每次再给他1张卡，让他根据数字的大小插进已排好的3张卡之间。正确无误后，再给他几张数字卡，问他其中有什么共同之处，如有哪些是奇数或偶数，哪些可以互为倍数等。

（3）分类：让患者将多项物品名称按物品用途分类、配对等。

（4）作业疗法：图画合成、木工等。

训练是多种多样的，也并非一天内就把某训练中的所有步骤都完成。训练无需特殊用品，出院后在家中还可继续进行，因此对患者家属亦应进行训练，让他们也掌握训练方法。

（四）命名训练

采取命名性失语的提示方法，如采用手势、描述、提示词头音，以及利用上下文的方式进行提示。且选择的词以患者日常生活的需要和熟悉为主。

（五）阅读训练

在训练单词水平的理解时，要不断扩大词汇量，对训练用词的选择由易到难、由高频度使用的词到低频度使用的词，还要考虑到患者日常生活的需要。随着患者阅读水平的提高，治疗时也常变化训练的课题、材料的复杂性和困难的程度，由简单的动作图与文字匹配、情景画与句子的匹配、执行简单的书写命令、读短文回答问题训练到复杂性训练。

（六）书写训练

患者训练包括：

1. 抄画图形或笔画。

2. 抄写词。

3. 听写偏旁部首和笔画。

4. 听写2~3画的词。

5. 听写两词的词组。要求患者完成布置的训练内容和督导方法，同时教会患者家属简单的语言训练方法，将其运用在日常生活中。

（席艳玲）

# 第四节　运动性失语

## 一、基本信息

患者姓名：龚××

年龄：56岁

学历：本科

工作：政府机关公务员

病变部位：左侧额部脑梗死

病程：3个月

失语症类型：运动性失语

BDAE失语症严重程度：3级

合并障碍：右侧肢体运动感觉功能障碍、言语失用

利手：右利手

家人的理解与帮助：陪同患者住院的为其爱人，在训练过程中能配合训练，对患者病情了解，夫妻关系和睦。患者女儿及女婿对患者生病，特别是语言的康复非常关心，时常前来探望。

## 二、失语症表现

1. 谈话　自发语言非流畅，电报式语言，如想喝水时不停说"水……水……杯子……我……"伴有语音性错语如"杯子→速子"等。

2. 听理解　单词水平听理解完成好，短句水平完成较好，长句的理解困难，口语指令完成非常困难。

3. 复述　完成较困难，可完成单音节的复述，两个字词的复述完成困难，且有大量的语音性错语。

4. 命名　可完成单个字的命名，日常常见物品的命名完成较困难，可接受词头音的提示。

5. 阅读理解　可完成单词水平的文字理解，句子水平完成尚可，执行文字命令完成一般。

6. 书写　抄写好于听写，可完成单词水平的抄写及听写，但有构字障

碍，描写完成较困难，可接受部首提示。

7. 计算　加减法好于乘除法，可完成两位数的加减法。

### 三、失语症训练计划

患者为中年男性，文化程度较高，病前为公务员，家庭和睦，与妻子女儿关系好。起病急且无征兆，病后肢体障碍较轻，可行走，右手可握笔写字但感觉迟钝，运动时略迟缓。病后心理负担重，总是担心不能恢复，故时常叹气，悲观失落情绪较严重。患者的训练以听理解、口语表达、阅读理解、书写及提高交流能力为主，同时在训练中注意患者的情绪变化，及时进行心理疏导。提高患者的配合能力，同时进行家庭指导训练。建议患者进行心理治疗，以减少和控制自己的情绪。

（一）听理解的训练

该患者在音位识别上无明显障碍，但在词汇、句法及语义方面都存在障碍。故在训练前应详细找到患者听理解障碍的问题所在，才能使训练取得良好的效果。

1. 先从日常常用的图片开始，进入听理解的训练，提高听觉理解能力。

2. 逐步提高难度，选择不常用的图片进行听理解训练，选择的个数可从 1/8 开始后逐步增加选择的个数，提高听理解能力的准确度。

3. 增加听觉记忆跨度的训练，增加听觉记忆的长度，提高听觉理解能力的准确度。

4. 从单词水平到句子水平的训练，从句子到段落的过渡。

（二）口语交流训练

患者病前为公务员，对时事、政治、管理工作较感兴趣，在交流训练时可作为交流内容加以选择。

1. 可从简单的是/否问答开始，减少语音性错语，提高患者口语表达时的自信心。

2. 逐步增加选择训练。

3. 以主题的交谈训练为主。鼓励患者在交谈时表达自己的意愿，如出现语音性错语可自己纠正，或出现找词困难时使用书写提示自己，治疗师在训练中根据患者的情绪及心理变化及时进行调整和适当的提示。提示方法有：语音性提示、语义性提示、书写提示等。

（三）口颜面动作的模仿训练

因患者存在言语失用，可从鼓腮、张嘴、咂唇、噘嘴、咧嘴、伸舌、缩舌、左右摆舌等动作开始进行模仿。开始时看治疗师口型模仿完成，之后再增加语音的训练。提高患者口颜面动作的模仿能力，增强在发音时的控制能力，从而减少语义性错语。

（四）复述训练

1. 结合口颜面动作完成情况，选择增加复述的内容及复述的难易程度，可先从单音节开始复述而后到双音节复述。

2. 单词的复述，可先选择日常常用的两字词，如西瓜、汽车、碗筷等。

3. 三个字的复述、四个字的复述，如成语的复述、歇后语的复述。

（五）阅读理解训练

患者文化程度较高，硕士毕业，应用文字的能力较强。

1. 增加短句水平的阅读理解训练，提高视觉理解能力，提高视觉记忆能力。

2. 做有针对性的训练：可以填空、组词及补充句子的训练为主。

（六）书写训练

因患者文化程度较高且手功能较好，可用右手完成书写训练。

1. 单词水平的抄写训练，可先选择独体字的抄写，提高视觉记忆能力。后为单词的抄写。

2. 自发性书写，如组词、填空、补充句子等。

3. 写日记的训练。

（何怡）

## 第五节　完全性失语病例

### 一、个人信息

姓名：周×

年龄：38 岁

性别：女

学历：硕士

工作：医生

病变部位：左侧额顶颞部硬膜下血肿

病程：2 个月

合并障碍：无肢体合并障碍

利手：右利手

评估时间：脑外伤后 5 天

功能性沟通现状：手势语

情绪态度：低落

个人和家庭/照顾者的影响：由其妈妈照顾，但患者妈妈还需照顾患者的孩子；该患者正与丈夫打离婚官司，没有较好的家庭照顾和沟通环境。

参与环境：工作场景中需与同事、患者进行沟通，家庭场景中需要教育小孩，社会互动中目前需打离婚官司，争夺小孩抚养权。

使用的语言：普通话。

个人兴趣爱好：看书、养花。

个人康复愿望：强烈希望回归工作中，有一份经济来源，及维持社会地位、工作、照顾家庭和教育小孩。

## 二、病历资料

1. 现病史　X 年 Y 月 Z 日下午 4 点，患者发生车祸，当即昏迷，马上送医院急诊。行 CT 示：急性蛛网膜下腔出血，左侧额顶颞部硬膜下血肿，脑肿胀。

2. 既往史　既往体健，无脑伤病史，无高血压等病史。

3. 家庭史：无。

## 三、诊疗流程

1. 患者门诊就诊或住院部申请会诊，请康复医学科医生或言语障碍门诊治疗师接诊后，转介言语治疗师。

2. 言语治疗师从 ICF 角度进行评估，将结果与患者及家属沟通，将诊疗意见与医生共同商量，正式介入言语语言治疗。

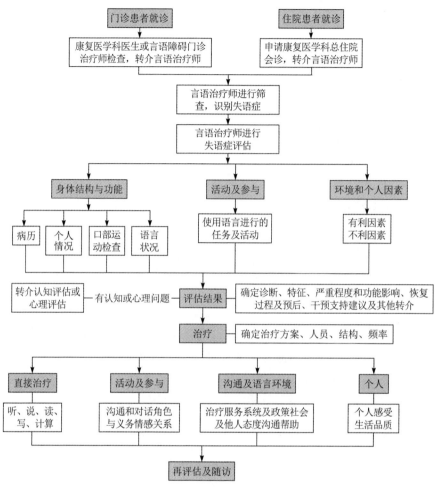

图 8-9　失语症诊疗流程

3. 康复团队建立，包括医生、治疗师、护士、患者、患者家属、照护者及其他沟通伙伴，需要心理介入的还需心理科医生。

4. 采取一对一训练及家庭训练结合的模式，后期加入团体治疗，训练需从 ICF 的角度出发，除了锻炼患者的语言能力外，还需结合患者参与的活动，对沟通伙伴进行训练，以促进沟通为目的，找到适合患者的沟通方式和活动方式，提升患者的生活品质及幸福感。

5. 除了在治疗室的训练外，还可进行远程的康复指导，将康复团队建立微信小组，指导家庭训练，督促患者康复训练，定期反馈患者情况。

6. 再评估，查看治疗效果，及时调整治疗方案，并再次与康复团队讨论患者情况，与患者及家属共同制订下一步训练计划。

7. 患者结束治疗后进行定期随访，帮助患者从治疗室环境向社会环境过渡。

### 四、语言评估

中国汉语标准失语症检查测验（表8-19）。

表8-19　中国汉语标准失语症检查测验

| 言语语言功能评估内容 | 名词听理解 | 动词听理解 | 句子听理解 | 执行口头指令听理解 | 名词复述 | 句子复述 | 名词命名 | 动作说明 | 画面说明 | 漫画说明 | 列举 | 名词出声读 | 动词出声读 | 句子出声读 | 名词阅读理解 | 动词阅读理解 | 句子阅读理解 | 执行文字指令阅读理解 | 名词抄写 | 动词抄写 | 句子抄写 | 命名书写 | 动作描写 | 画面描写 | 漫画描写 | 名词听写 | 动词听写 | 句子听写 | 计算 |
|---|---|---|---|---|---|---|---|---|---|---|---|---|---|---|---|---|---|---|---|---|---|---|---|---|---|---|---|---|---|
| 5天 | 1 | 0 | 0 | 0 | 0 | 0 | 0 | 0 | 0 | 0 | 0 | 0 | 0 | 0 | 4 | 0 | 0 | 0 | 0 | 0 | 0 | 0 | 0 | 0 | 0 | 0 | 0 | 0 | 0 |
| 标准值 | 10 | 10 | 10 | 10 | 10 | 10 | 10 | 10 | 10 | 6 | 15 | 10 | 10 | 5 | 10 | 10 | 10 | 10 | 5 | 5 | 5 | 10 | 10 | 10 | 6 | 5 | 5 | 5 | 20 |

### 五、评估结果及分析

1. 谈话　无任何自发言语，仅偶尔自发"嗯……"可在模仿下用手指从1比划到5，可在治疗师伸手示意握手时，主动伸手回应。

2. 听理解　一步指令完成差，听词指图正确率为1/10，会看向治疗师以寻求提示。可正确排序1~5的扑克牌，正确使用水杯、勺子和卫生纸。

3. 复述　不可完成复述检查，模仿"a、u"可有嘴型，但无发声。

4. 命名　不能进行命名，无发声。

5. 阅读理解　阅读理解较听理解稍好，名词水平正确率达4/10，句子水平不高。

6. 书写及计算　均不可，抄写亦不可。

7. 口部运动检查　口颜面失用，吹气只可张口，无气流，舌可前伸及齿，左右摆动不可，鼓腮、咂唇、缩拢嘴唇、吹口哨均不可。家属述进食后舌可左右清理面颊及沟槽、漱口时可鼓腮。

## 六、基于 ICF 的评估与分析

### （一）身体结构及功能

目前听说读写各方面语言能力均受损，听理解 CRRCAE 检查 1/10，但患者认知功能较好，情景性理解可，不会时会望向别人寻求帮助。阅读理解稍占优势，名词理解达 4/10。书写不可，提示笔画可完成自己的姓名。表达是其受损最大的部分，存在发声失用，努力模仿，有嘴型无发声。听理解是沟通基础，目前患者最需提升基础理解能力，能自主发声进而提升表达能力。（表 8-20）

表 8-20　基于国际功能、残疾和健康分类系统（ICF）的评估与分析

| | 身体结构及功能 | 活动与参与 | 环境和个人因素 |
|---|---|---|---|
| 评估数据 | • 言语语言功能（CRRCAE）<br>• 听理解 1/10<br>• 阅读理解 4/10<br>• 命名不可，发声失用<br>• 复述、出声读、书写均不可 | • 参与日常生活困难，无法表达生活需求<br>• 患者是一名母亲，暂无法与小孩沟通及照顾小孩<br>• 患者是一名医生，参与工作存在极大限制 | • 年龄相对较轻<br>• 医务工作者，学历高，对病情认识度高<br>• 病前性格开朗，强烈期望恢复<br>• 离婚官司中，争夺小孩抚养权<br>• 只有母亲照顾，但母亲还需照顾小孩<br>• 现无经济收入，生活压力大 |
| 临床推理 | 听理解能力差，但是日常生活情景理解较好，阅读理解是优势点。表达部分存在发声失用，对表达训练存在较大困难 | 表达日常生活需求是患者目前最大的问题，也是最需要的功能 | 家庭环境干扰因素太大，缺乏家庭支持及能够在日常交流中为其提供沟通支持的沟通伙伴。病情影响小孩抚养权的获取，患者情绪受到影响 |

### （二）活动与参与

使用听说读写语言模式进行任务与活动受限，以及基础的日常生活沟通活动均受限，无法利用语言模式表达生活需求，无法用语言教育小孩，

不能满足母亲的教育角色，特别是最近争夺抚养权的官司，不能表达自己的想法，患者迫切需要短期内恢复语言能力，有沟通、自我照顾及家庭生活限制；无法进行语言能力要求极高的医务工作，有职业限制和人际关系限制。

（三）环境与个人因素

1. 有利因素　患者年龄相对较轻，医务工作者，学历高，对病情认识度高，病前性格开朗，强烈期望恢复。

2. 不利因素　家庭环境干扰因素大，缺乏能够在日常交流中为其提供沟通支持的沟通伙伴；病情影响小孩抚养权的获取，无经济收入，生活压力大。

## 七、言语语言障碍诊断

1. 失语症类型　完全性失语。

2. BDAE 失语症严重程度　Ⅰ级。

## 八、基于 ICF 的治疗计划

（一）目标（需要体现 SMART）

1. 长期目标　可进行复杂话题的交流，回归到语言能力需求较小的工作岗位。（3 个月）

2. 短期目标　①在最低程度帮助下可理解一步指令，可完成六选一的听词指图，正确率达 80%（1 个月）。②在最低程度帮助下可用是/否正确回答问题，正确率达 90%（1 个月）。③在视觉提示帮助下复述两字词的日常生活常见物品，正确率达 80%（1 个月）。④在最低程度帮助下可命名姓名、数字、身体部位、早餐、水果及生活常用品，正确率达 80%（2 个月）。

（二）治疗计划

患者为中青年女性，文化水平高，发病之前是医生，性格开朗，对病情的认识度高，对治疗的配合度好，为脑外伤致脑出血，现有血肿未完全吸收，吸收后，损伤区域所丧失的功能可能有所恢复，神经可塑性强。虽然执行指令差，但是患者可用手势语正确表示需求，情景理解及阅读理解较好，可借助这些优势点进行训练。存在口颜面失用及言语失用，患者执行指令下发声困难，还需进行引导发声训练。脑外伤后多会引起认知功能障碍，还需进行认知能力的评定及介入。患者家庭影响大，造成极大的不利因素，缺少沟通伙伴，带来情绪压力，还需建立家庭训练的途径，并对患者进行心理疏导。

1. 身体结构及功能干预

（1）听理解训练：听理解的历程需包括 3 个层次：听觉及口语层次、词汇层次及语意层次。患者对书面文字的理解占优势，患者语意系统受到的损害相较少一点，主要在听觉分析层次及音韵输入层次的受损，需先从这两个方面进行评估后再训练。

1）以障碍为主的训练方法：最小对比区辨别训练，利用音素、声调辨别，再进行音节辨别。进一步利用阅读辅助，进行语意认知的训练，听词指图或看词指图，选用日常生活常见的物品实物或卡片，卡片选用适合成人用的，听词指图后看词、看嘴型，自己复述，利用多途径的语言刺激。之后难度逐渐递增，选择项增多和被选项增多。

2）涉及沟通与语言环境的方法：训练对话伙伴，简化句子讯息，强调关键词，放慢说话速度，或利用阅读理解优势，将关键词用书面语言展示。

（2）口语表达训练：表达困难是运动性失语症最大的问题，有的可以用简单的电报式短句表达，有的甚至发声困难，该患者就是发声失用，所以首先需进行发声失用的训练。之后进行复述、命名训练。

1）发声失用训练：首先模仿嘴型，引导气流呼出，感受说话者声带振动，再模仿发声，也可用咳嗽感知振动，再逐渐延长，引导发声。

2）复述训练：复述单个音节，例如"a、u、i、好、不"，可利用"好、不"进行是非题回答，先回答简单的生活需求问题，再复述单音节及多音节，难度逐渐提升。

3）命名训练：待发声后进行命名训练。命名过程包括 3 个主要阶段，包括提取与目标词汇相关的语意特征、提取词条、音韵编码。患者在第一阶段概念和语意网络基本无受损，即主要进行提取词条和音韵编码的训练。利用字首音素提示和完形填空的提示，提示量逐渐减少，情况较好后还可进行语意特征分析治疗和动词网络强化治疗，逐步提升命名能力，扩充词汇长度。

（3）书写训练：利用多途径的刺激，可先进行抄写自己和家人姓名、数字、家庭住址等常用信息，当天训练的内容也可进行抄写，特别是当天理解正确或表达正确等有语言输出的词汇。

（4）认知训练：患者是由于车祸所致脑外伤，脑外伤案例可能存留注意力、执行、记忆等不同的认知功能障碍，在评估过程中发现患者记忆力有受损，特别是对姓名及医务工作临床专用名词的记忆差，进行复述训练、听觉广度训练、口语广度训练。

2. 活动与参与干预

（1）沟通伙伴训练：患者的唯一照顾者是母亲，但母亲需照顾患者小孩，患者没有固定的沟通伙伴，可找寻固定的照顾者，并培训相关的沟通技巧。如平等对待患者、耐心等待患者表达、鼓励表达、沟通时简化句型、强调关键信息、善用手势及表情，并完成家庭训练内容。

（2）小组治疗：进行团体化的治疗可以帮助患者进行社交沟通，促进社交链接，培养自信和认同感，并能通过其他失语症患者的经历提供正确的经验和技巧。

3. 环境与个人因素干预　患者家庭环境干扰因素大，目前正处于争取小孩抚养权的官司中，脑外伤是影响官司的重要因素，患者自身压力极大，缺乏沟通伙伴，可进行心理治疗，将家庭的挫折和压力最小化，改善情绪状态，提升生活品质及幸福感。

（三）治疗实施

1. 治疗时间　患者清醒且身体状况稳定后，开始提供治疗，在患者精神状况可且情绪较稳定时进行治疗，每次训练 30 分钟。

2. 治疗频率　每天 1 次一对一训练，每天不少于两次的家庭训练。

3. 治疗形式　一对一训练及家庭训练。

4. 家庭训练内容及督导　训练内容跟随当天课程内容定，患者将家庭训练内容上传至微信小组，每次治疗前检查家庭训练内容。早期以抄写为主，包括当天的日期及天气、家人姓名及住址、数字 1~10 及当日训练理解和表达正确的词汇。家庭训练还包括对家庭沟通伙伴及语言环境的改造，训练时减少周围环境噪声，舒适的座位及采光，只有沟通伙伴在场的治疗环境，沟通伙伴需要耐心并专注患者表情及表现，掌握适合患者的提示方式，善用文字、手势等多途径给予患者引导，使用简单的词汇、减少转换、强调关键词、简化句型、语速放慢。

5. 教材制作与使用　从日常生活及家庭个人着手，包括家人和自己的照片、小区和家的照片、日常生活接触的物品、日常参与活动照片、其他沟通伙伴的照片、沟通交流板、名词动词图片及字卡、情景图片及连环故事图片、患者兴趣爱好的物品及图片、患者工作相关的资料及训练用电子设备等。

6. 训练方法举例　患者在训练期间，找词困难，使用语意特征分析治疗法（SFA）来锻炼患者表达目标词汇及与目标词汇相关的语意概念。患者在有颜色、大小、功能用途等理解表达基础后，给患者看目标图，引导患者说出目标词汇及语意特征，如果患者不能表达，治疗师进行帮助，例如目标图是"西瓜"，患者需表达西瓜目标词及这是水果、绿色的、比较大、圆圆的、长在地里、需要用刀切开等信息，如果患者不能表达，治疗师提问"这是水果还是蔬菜"及"这是什么颜色"等语意相关的问题，协助患者产生语意特征，直至产生目标词。之后联合使用交流效果促进法（PACE），让患者传递与目标词汇相关的语意特征，治疗师根据患者提供的信息猜测，可以故意猜错，引导患者表达更多语意特征。

## 九、阶段性治疗方案

（一）阶段性治疗目标及方案

1. 第1个月治疗目标　改善听理解能力，2～3音节的单词可理解80％；改善发声失用，能进行自主发声，并增加自发性言语，表达达到词汇水平；练习阅读理解后再练习书写，抄写每天训练内容并能在笔画提示下书写姓名及日常常见用品；改善认知功能，为语言训练提供高级脑功能基础；进行家庭训练指导，培养沟通伙伴。

2. 第1个月治疗方案　首先进行发声训练诱导患者发声，再进行言语失用的训练，准备家人及患者本人的照片、家庭住址照片及日常生活常用的物品，进行听理解训练，听理解能力提升后，进行是否问题、听理解及表达，诱导患者表达"是"及"否"，并用是否进行日常简单需求的沟通，增加患者的自信心，然后表达日常生活常用的物品及参与的活动。进行认知训练，包括注意力、记忆及执行能力训练，让患者有能力处理和分配处理语言所需的能力，有足够的记忆广度储存信息，并有计划组织地执行。第1个月属于早期，患者及家属还没有适应目前的沟通方式，还需进行沟通伙伴训练，培养能配合患者进行家庭训练的合格沟通伙伴。

3. 第2个月治疗目标　改善听理解能力，能正确理解句子水平，正确率达80%；改善表达能力，促进词汇提取能力，在没有提示下能用句子进行沟通，正确率达80%；改善书写能力，能自发书写较熟悉的词汇，如姓名、家人、生活用品及参与活动。

4. 第2个月治疗方案　进行句子水平的听理解后，再进行最小差异的句子理解训练，再泛化到工作及日常生活中，运用数字、颜色、姓氏、方位等想象度低的词汇放到句子中去进行理解。表达句子、语义发散、描述物品特征、情景图片及连环故事，并模拟使用句子进行生活场景沟通和职业场景沟通。锻炼书写能力，使用电子设备沟通，用拼音或汉字使用电子设备。进行团体训练，由治疗室训练环境慢慢转移到社会，促进患者的类化。

（二）阶段性治疗记录

1. 第1周治疗记录

（1）第1周患者情绪及精神状况均较差，配合度不高，第1周以患者接受并理解语言治疗为目的，第1天评估时患者配合度较差，但第2天患者虽然不能听懂问题，但是会看向治疗师和家人，类似寻求帮助，之后配合度逐渐提升。

（2）完成失语症正式评估，患者各方面语言能力较差，情景性理解及阅读理解稍好，认知评估中排除语言能力干扰的操作性部分完成较好。

（3）与家属进行沟通，讲解诊断、障碍特征、严重程度及愈后等，患者家属很配合，但只有患者母亲照顾，患者母亲还需照顾患者小孩，患者的沟通伙伴不能完全固定，家庭的支持不够。

（4）口颜面失用训练：缩拢嘴唇摸索辅助可以完成，需要辅助发音位置；吹气时先让患者感受气流，捏鼻呼气并吹蜡烛，经过两天训练可完成吹气；哑唇有双唇闭合动作，但无声音；左右摆舌可，鼓腮及吹口哨不可。

（5）发声训练：患者练习吹气后，让患者感受气流，并触摸治疗师的喉部，感受发声时喉部的振动，再感受自己的喉部振动，并引发咳嗽，利用咳嗽及咳嗽延长感受发声，经过 2 天训练后，患者可发"a"音，但"u/i"不能发音。

（6）听理解训练：选用日常生活常用的物品，包括牙刷、水杯、毛巾、碗等常见物品进行听理解的 2 选 1 训练，评估时难度是 6 选 1 听理解，训练采用的 2 选 1 的难度较适合。

（7）沟通交流板使用：图片加文字板，包括是否、家人、常用生活物品、水果、早中晚餐、身体部位、日常活动场景。教患者和照护者使用，在患者想进行表达时，拿出沟通交流板，让患者指认。照护者也可利用沟通交流板进行家庭训练，锻炼听理解、阅读理解、复述及命名。

2. 第 3 周治疗记录

（1）自发言语非流畅性，基本能正确回答是否、姓名，反应较稳定；数字反应不稳定，手势及嘴型视觉提示下能正确完成约 80%，看数字字卡或对话提问中正确率约 20%。家庭住址首字提示下可完成，水果、蔬菜、日常用品首字提示下基本可完成，但同起始音词汇用首字提示受到影响，如西红柿的图片提示"西"后，也会表达出"西瓜"。

（2）听理解高频词汇，2 选 1 正确率可达 100%，4 选 2 正确率 30%，多数情况只可正确选择一个。是否问题听理解正确率达 80%。低频词汇完成较差，还需加强低频词汇的训练。

（3）认知训练，提升患者的注意力水平，持续性的视觉反馈及自我思考策略，将注意力和执行功能转换到日常生活活动中。进行立即仿说或延迟仿说，增强听觉记忆广度。

（4）复述两字词较好，复述三字词时基本只可复述 1~2 字，反复摸索。

（5）阅读理解较好，词汇水平 2 选 1 正确率约 70%，让患者读出声不可，提示首字后基本能读出。

（6）书写时，抄写基本能完成，抄写在家庭训练中进行，抄写当天治疗内容。姓名在笔画提示下能正确完成，其他生活用品笔画提示约完成

40%。进行偏旁部首组合训练，正确率 70%，左右结构完成较好，上下结构的完成较差。

3. 第 5 周治疗记录

（1）自发言语非流畅性，但流畅度较之前提高，信息量增多，短句水平进行交流，10 以内的数字看手势或字卡说均较好，提问如"今天星期几""我们在几楼"等问题，反应不稳定，偶尔需要嘴型的视觉辅助完成。日常活动如上厕所、喝水、言语训练、刷牙等活动图片，均可看图表达，自发描述每天日程时，将数字及日常活动结合起来，如"早上 6 点起床，然后刷牙洗脸"，表达不流畅，1 分钟约 30 字，内容基本正确。

（2）听理解较之前改善很大，词汇理解基本完全正确，名词及动词词汇听理解完成较好；两位数数字、颜色、方位词听理解较差，正确率约 20%。

（3）看图命名各类物品完成较好，通过语意特征或提问的方式进行命名稍差，举例达 3~5 个，看图说句子时多用主谓及谓宾结构进行描述，同义词及反义词表达差，患者对同义词及反义词较反感。

（4）可自发书写近期训练内容，让患者开始书写日记，从每天活动开始，记录每天参与的生活活动及活动时间。计算用笔算完成较好，三位数加减及一位数乘除均可完成。

4. 第 7 周治疗记录

（1）自发语基本流畅，偶有停顿及找词困难，可用句子进行交流，每日日程可自行描述，偶在数字部分出现错误且未自行纠正，交流中偶尔出现舌尖现象。

（2）听理解较好，三步指令基本可完成，正确率约 80%，姓名、颜色听理解依然较差，正确率约 40%，方位词听理解较前改善，正确率约 80%。

（3）命名句子水平基本较好，最小差异句子完成稍差，例如"男孩用筷子吃虾仁"和"女孩用勺子吃青菜"这类型图片偶有错误，患者能自觉错误并修正。举例可达 6~7 个，连环故事卡可进行描述，但缺少连接词和形容词。关于之前工作中使用的词汇，现在表达困难。

（4）患者最近心情较低沉，来自家庭的压力较大，目前对自己的语言状况缺少自信心，开始介入团体训练，并转介患者去精神心理科，寻求心理科的帮助。

5. 第 9 周治疗记录

（1）自发语流畅，可进行完整的对话交流，偶需要重复一遍，自觉沟通稍费力，需要集中注意力理解话题；模拟生活场景进行对话可，模拟工作场景比较困难，解释专业知识时，找词困难现象加重，模拟的对话场景中关于姓名这类词汇的理解错误率约 20%，因为患者是医生，工作中需要理解并表达患者姓名及个人信息，所以患者目前的状况难以担任之前的工作。

（2）听理解较好，三步指令可完成，更加复杂的指令约完成 2/3，专业课程听课费力，专业词汇理解速度慢，涉及较多姓名及数字的句子理解偶尔错误，如"给李磊 125 元，给张小红 223 元"。

（3）近期锻炼患者书写工作内容，工作中的专有名词及药名书写有困难，自发书写较好，患者会找词代替不能书写的词，听写和描写稍差，反应偶不稳定。

（4）团体训练中，可完成与陌生人的沟通，患者是团体中语言状况最好的，患者会在训练中帮助其他人，并自主发言，鼓励其他人。

## 十、第三次语言评估

1. 谈话　流畅型，可完成日常生活的交流，对话交流过程中因未理解需要重复询问，听课学习困难。工作中与患者交流有困难，对专业术语、姓名及数字的听理解偶尔出现困难，偶尔不能正确表达专业术语。

2. 听理解　具体名词理解较好，抽象名词理解不稳定，姓名及专业术语理解偶尔出现困难，复杂的句子理解稍差，理解速度稍迟缓。

3. 复述　长句复述有困难，不完全反应，偶尔不能完整复述。

4. 命名　画面说明时找词困难，可用手势语表示。

5. 阅读理解　较复杂的执行指令困难，可全部出声读出，但操作时迟疑需确认，"翻、敲、三下"等词汇在复杂句中理解出现错误。

6. 书写　抄写较好，描写时偶尔出现书写困难，可读出"游泳"但不能书写，听写时偶尔需重复询问。

7. 计算　计算能力教好，但需看数字计算，自觉听计算困难。

8. 评分　见表8-19。

## 十一、随访工作

对于患者和患者家人而言，由医院环境步入社会环境的这段时间是困难的，在这段时间，应给患者更多的支持，提供沟通技巧及可用的服务资源，帮助建立与社会的连结。

1. 随访对象　患者、家属、照顾者、朋友及其他沟通伙伴。

2. 随访方式　微信随访及门诊随访。

3. 随访内容

（1）出院后1个月进行微信随访：找到患者有能力参与的活动，并告知照顾者帮助参与活动的技巧；利用微信，给患者分享治疗的专业知识和资讯，并引导患者表达目前生活环境中遇到的问题；调整患者的沟通应对策略、个人感受及个人认同；提升其他人对患者的正向态度，给其他人讲解失语症的相关知识。

（2）出院后2个月门诊随访：进行复查，对患者进行语言能力的再评估，与患者及家属重新讨论患者的情况。

（3）出院后2个月余门诊随访：建立失语症训练小组，邀请患者进行团体训练，患者出院时评估的各方面语言能力较好，请患者帮助并分享自己的经验给其他患者。

## 十二、病例总结

患者为青年女性，车祸致脑外伤，左侧额顶颞部硬膜下血肿，以完全性失语症收治，经2个月治疗，转归为轻度的命名性失语。患者的活动参与及个人因素较为复杂，医务工作者，患者的职业环境对语言要求较高，近期的抚养权官司是患者很重要的活动，且对语言的要求也较高，患者因为这些因素强烈希望恢复，但是这些因素给患者带来了很大的压力，患者易着急沮丧，心理上需转介精神心理科。患者较年轻，学历高，对病情认识度高，病前性格开朗，对患者的恢复有积极的影响。患者早期语言能力均严重受损，且有发声失用的情况，所以早期引导患者自主发声，锻炼听理解能力，患者认知状况较好，可帮助患者使用沟通交流板。患者转归为命名性失语症，治疗过程中有找词困难，且在治疗结束后，对工作上需使用的专业术语找词困难更加明显，有语意性的错语，第 2 个月时能自觉语意性的错误，但工作中对姓名、数字和专业术语的语意错误自觉反应不稳定，这一点对患者的工作影响较大，影响患者回归工作。患者的治疗重点为提高患者的词汇提取能力，低频词汇及可想象度低的词汇进行图片命名，运用语意特征分析治疗促进语意特征的表达产出，运用交流效果促进法帮助患者使用各种方式达到传递信息的目的，再进行情境性的对话交流。患者的后期且长期的治疗主要在工作场景中的沟通交流，需长期对患者这方面进行支持。为帮助患者与外界环境进行融合，进行场景的直接训练和团体小组训练，在患者的同事帮助下，陪伴患者进行医院的看诊工作，建立失语症小组，提供社交、交谈、分享想法和感受的机会，并让患者帮助其他人，展现个人价值，提高患者生活品质。患者的照护环境复杂，需要与家属进行沟通，给患者更多沟通的支持，学习沟通策略，用适合患者的方式进行沟通，善用文字、手势等多途径给患者引导，使用简单的词汇、减少转换、强调关键词、简化句型、语速放慢。建立康复训练小组，包括家属、医护人员，一起交流，鼓励患者，督促患者进行家庭训练，弥补患者治疗室外沟通伙伴较少的缺陷。该患者出院后，继续跟踪治疗，并进行微信的随访及门诊随访，尊重患者价值观，帮助患者找到合适的工作岗位，联合精神心理科，建立健康的生活品质和健康的情绪状态，提升患者的幸福感和生活满意度。

（陈杉杉）

## 第六节　ICF 在言语治疗中的运用举例：运动性失语

### 一、以人为本的功能性目标

以人为本的功能性目标是由临床医生和病患及家属共同制订、反映病患意愿的康复目标，它包含某些有意义的活动和承担社会角色等内容。

### 二、制订功能性目标目的

1. 制订对个体功能改善具有重大意义的康复目标进而引导治疗方向。

2. 通过参与有意义的活动优化个体潜能。

3. 参考个体在接受照顾和实现目标等方面的建议和反馈，加强家庭与临床医生的合作关系。

4. 向支持者证明提供技术和服务的价值。

### 三、ICF 的作用

国际健康功能与身心障碍分类系统（ICF）是由世界卫生组织（WHO）发布的，它是一个描述个人身体状况及功能与日常活动的参与能力之间关系的框架（图 8 - 10）。

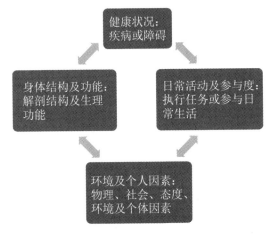

图 8 - 10　国际功能、残疾和健康分类系统（ICF）

### 四、病例学习

1. 基本情况　脑卒中引起的 Broca 失语症（刘先生）。

2. 长期目标　刘先生可以运用功能性交流技巧完成与熟人或陌生人之间 90％的沟通，包括打招呼、社交礼仪、短句与简单问题的交流。

3. 短期目标

（1）刘先生在最低程度的帮助下可以正确流利地完成 3 词短句的表达，正确率达 75％。

（2）刘先生在最低程度的帮助下可以利用策略应对交流过程中的理解困难，正确率达 80％。

（3）刘先生在最低程度的帮助下可以完成 5 个词句的理解，正确率达 80％。

根据支持性交流技能测量（MSC）的比例，刘太太与刘先生的支持性沟通能力得到提高（表 8 - 21）。

表 8 - 21　依据 ICF 分析

|  | 身体结构和功能 | 活动和参与<br>（ALA - 2，interview） | 环境和个人因素<br>（CCRSA，interview） |
| --- | --- | --- | --- |
| 评估数据 | • 言语语言功能<br>• 失语症得分：67.8<br>• 命名：37/60<br>• 流畅性：5/20（1～2个单词的短句）<br>• 句子理解：5/10<br>• 复述：3/10<br>• 单词提取：50/100<br>• 阅读理解（暂无标准评估）<br>• 单词：80%<br>• 句子：60%<br>• 短语：50% | • 家庭的户外活动减少（如旅游和运动）<br>• 无法阅读感兴趣的读物（如小说与报纸）<br>• 社会交往减少<br>• 妻子难以理解他想表达的日常需求 | • 年龄：60<br>• 合并慢性疾病：右侧偏瘫、高血压<br>• 动机强烈<br>• 强烈希望提高社交独立性<br>• 在与熟人和陌生人交流中缺乏自信<br>• 家人及朋友的支持 |
| 临床推理 | 基于临床评估与个人报告，判断哪些症状对当前的治疗和功能恢复的影响最大 | 哪些活动对于个体目前障碍和计划制订是最重要的 | 哪些个人性格，环境方面的因素对当前个人社会活动及参与情况影响最大 |

（陈杉杉　王如蜜）

# 第九章　日本失语症患者的社会参与

## 第一节　日本针对失语症患者的言语康复流程

首先，在急性期医院进行原发疾病如脑血管、脑外伤和脑肿瘤等的治疗。虽然在急性期，医院的治疗重点是针对原发疾病的治疗，但与此同时也会根据患者的意识情况和全身状态开始进行针对失语症言语康复（后文使用"康复"）。这种在医院里面进行的康复在日本叫作急性期康复。

患者全身状态稳定后从急性期出院，根据出院时的状态，患者可以选择出院回家或者转到其他医院。

针对出院回家的失语症患者的言语康复，可以继续通过医院门诊治疗或就近选择介护保险服务机构进行（类似日托医疗康复机构）[①]。另外，不能出院回家的患者，一般离开急性期医院之后，也可以在康复设备完善、工作人员齐备的康复医院继续进行言语康复训练（表9-1 [39]）。

现在日本的制度已经将各医院的功能和不同疾病的入院时间限定好，所以即使在规定期间内在康复医院进行训练之后，仍然不能出院回家的情况下，也可以在出院后进入可以更长时间入院治疗的疗养医院、介护保险服务机构（日托式康复机构）、老人院等机构。因为很多失语症患者通过长期治疗后都会有所改善，所以从康复医院出院之后坚持进行康复治疗是非常重要的（图9-1）。但是这些机构和设施中不一定都配备有言语治疗师[②]。因此，在患者出院的时候，言语治疗师还要对下述问题进行指导和

---

①日本的社会保险制度：在日本，保障失语症康复的组织结构包括医疗保险、介护保险和福利制度三种。这三种保障制度分别根据不同患者的疾病、症状以及疾病和症状的程度、年龄等进行划分和制订。可以根据失语症的年龄和发病之后恢复的状况等对这些制度进行选择使用。

②日本言语治疗师的工作地点概要：根据日本言语治疗师协会的调查（2016年3月），69.7%的协会会员在医疗机构工作，在介护保险机构和福利设施工作的占15.2%，在培训学校、学校教育机构工作的占4.7%，在其他地点工作的占10.4%。（参考日本言语听觉治疗师主页）

建议：比如将患者介绍到有言语治疗师的机构，或确认患者是否能自己去一些具有言语治疗项目的门诊，或者确认是否有言语治疗师能够出诊到患者所在机构进行治疗，等等。

表 9 - 1　医学康复的种类

| 康复时期 | 时间 | 内容 | 场所和状态 |
|---|---|---|---|
| 急性期康复 | 发病后 2 周左右 | 治疗疾病和控制并发症以预防卧床导致的废用综合征为目的的早期下床、早期康复 | 一般医院入院进行 |
| 恢复期康复 | 2 周以后到 180 天（恢复期康复病房的情况下） | 功能恢复以及提高 IADL，以回归家庭为目标进行集中康复训练 | 恢复期康复病房医院入院门诊 |
| 维持期康复 | 大约发病后 6 个月以后 | 维持和提高生活功能为目标的康复训练 | 在家中或去日托康复或接受出诊服务、门诊、其他服务设施等 |

注：IADL（instrumental activity of daily living，IADL）是指工具性日常生活活动，和 ADL（activities of daily living，ADL）基础性日常生活活动即饮食、沐浴、排泄等日常的基本动作相对，IADL 还指购物、洗衣、打电话、药物管理、金钱管理、坐车等更加广泛的和应用层面的动作活动。

## 第二节　出院回家后的生活

下述内容是失语症患者出院回家后各种各样的生活情况。

### 一、在家庭内的作用

回家之后很多失语症患者都会进行家务劳动，根据身体是否瘫痪和瘫痪程度的不同，这些患者所能做的事情也不同。右侧瘫痪的患者，左手可以进行拿和叠洗晒的衣服、使用吸尘器、煮饭等家务动作，有些人还可以带狗散步、喂宠物、给家里种的花草浇水等（铃木主编，2013）。

### 二、外出地点

出院后，一些人会和病前的朋友重新进行交流和趣味活动，但由于患

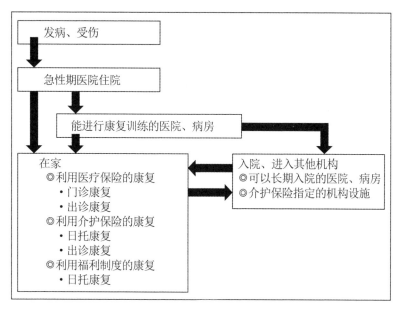

**图 9 - 1 失语症患者康复流程**

失语症，患者和别人的交流变得困难，与病前相比，这些人对话的对象会改变。根据某项调查，即使是轻度的失语症患者，60％的人也会和病前的朋友交往变少，70％的人由于不能很好的说话而会感到孤独（表 9 - 2，全国失语症友の会连合会东京支部编，2006）。

这里我们介绍几个失语症患者经常去的外出地点。

**表 9 - 2 和生病前的朋友交往的变化（问卷调查）**

| 和病前朋友的交往是否出现变化？ | 是否因为不能很好的说话而感到孤独？ |
|---|---|
| • 交往没变<br>• 交往稍有变化<br>• 交往基本上没有<br>• 交往完全没有<br>很多失语症患者和生病之前朋友交往变少。即使是轻度失语症患者也有些人变得完全不和生病前的朋友交往。 | • 没有感觉到<br>• 偶尔<br>• 有时<br>• 经常感觉到<br>和轻重无关，因为不能很好的说话，很多人多少会有些孤独感。 |

（一）介护保险日托服务

这种服务具有日托介护和日托康复（下文使用日托康复）两种模式。日托介护服务会准备好用餐、洗澡、文娱活动等项目。通过给予老年人和残疾障碍人士活动身体的机会，并给他们提供和别人交流的场所，起到维持和提高他们的身体和精神功能、防止自闭、消除孤独感并减轻压力的作用。

另外，日托式康复，可以在日托介护中提供服务的基础上，进行针对身体、言语功能的个别康复训练。现在的日托康复、日托介护中，很多设施和机构都没有言语治疗师。因此许多失语症患者，虽然在日托康复和日托介护机构中得到了和别人的交流以及外出的机会，但是因为很难较好地进行交谈，有时候也会出现在日托康复机构中被孤立的情况。近年来有言语治疗师工作的机构和专门进行失语症治疗的日托康复机构也慢慢的增多了。

（二）和福利制度有关的服务

以市区村镇为主进行功能恢复训练和集体作业、体操、娱乐等活动。不同的市区村镇，实施的内容、使用对象和使用时间也不同，但是作为功能恢复训练来说，有一些地方言语治疗师会以患者个人或集体模式进行康复训练。另外，还有些地方的患者会在项目结束之后自己集中起来结成小组进行活动。

（三）失语症病友会

失语症病友会是在全国各地发展的，与一种不同于国家医疗机构结构的组织形式，它是以失语症患者及其家属为主进行活动的组织。失语症病友会除了可以提供失语症患者外出进行会话的机会之外，作为失语症患者之间以及患者家属之间交流和信息交换也是非常有益的。不同的病友会有不同的活动项目，比如进行简单的游戏、唱歌，有时候还可以进行公交旅行等活动。其中，戏剧演出和诗词朗读等形式也会加入一些病友会的活动之中。长野县的失语症病友举办的戏剧演出的活动，于2013年做成了纪录片在全国公映。

失语症病友会以会员为对象，以进行定期活动为基本形式，具有地方和全国组织。全国组织会每年召开一次全国大会。

（四）小组交谈会

失语症病友会经常会集中10人以上，有些失语症患者会感觉人多不能相互磨合，而更喜欢参加人少、交谈时间更多的交谈会。还有些患者与在失语症病友会上结识的朋友结成了新的小组自己设置交谈时间，或者利用非营利法人运营组织（non profit organization，NPO）资源进行交谈。

在某个NPO法人进行的小组中，有4~5个失语症患者和失语症交谈助手（参考交流支持部分）参加。在这里，失语症患者之间不能很好进行对话交流的时候，失语症交谈助手会辅助患者进行交流。

（五）喝咖啡聊天

有定期以失语症患者为主的咖啡店活动，以"想了解失语症"和"失语症患者练习运营店铺"为目的，每个月召开一次。失语症患者担当老板和服务员，递上咖啡和点心。宣传单和菜单也都是失语症患者制作的。

目前，在一些咖啡店里的客人很多都是失语症患者、失语症患者家属、失语症交谈助手、言语治疗师。在这里，失语症患者可以谈自己的体验，或者相互聊生活中的苦恼等。

也可以利用上述地点作为让失语症患者回归病前交流场所的第一步。另外，上述场所还可以作为言语障碍患者和普通人一起进行趣味活动和工作之后分享心情和精神依靠的地方。表9-3是某位失语症患者生活的情景。他患有重度失语症，日常会话如果不用汉字书写给他看的话，理解很困难，发音只能发出"a""o"的音。另外，他还有轻度右侧偏瘫。没有外出计划的时候，他会带着狗散步、晾衣服、收拾庭院等。在外出活动时，他都会用声音的音调和丰富的表情与别人进行积极的交流。他喜欢养花，经常把他养的花的照片在失语症病友会和自助小组上给朋友们看，并把从朋友那边学习来的养花的方法和养花的小窍门画成画，在别人问的时候用"Yes""No"进行回答（铃木主编，2013）。

表9-3　某位失语症患者的生活

| 1周的计划 | | | | | | |
|---|---|---|---|---|---|---|
| | 星期一 | 星期二 | 星期三 | 星期四 | 星期五 | 星期六 | 星期日 |
| 上午 | 医院 | | 自发小组 | | | | |
| 下午 | | | | | 自发小组 | | 和妻子外出 |

| 没有计划外出日子 | |
|---|---|
| 7点 | … 起床 |
| | … 早餐 |
| | … 带狗散步 |
| | … 洗涤 |
| 12点 | … 午餐 |
| | … 检查庭院 |
| | … 取洗衣物 |
| | … 带狗散步 |
| 18点 | … 晚餐 |
| | … 电视 |
| | … 入浴 |
| | … 就寝 |

非常喜欢花，庭院中开着很多花。
以每年持续开的报春花为骄傲！

教给大家养花的方法。

给大家看相机里花的照片。

### 三、兴趣活动

失语症患者常见的兴趣和休闲活动有：观看体育运动、钓鱼、看电视、读新闻、鉴赏绘画作品、制作、雕刻、练字、照相、编织、手工、散步等。有人在生病之后可以重新进行和原来相同的兴趣，也有人进行和原来不同的兴趣爱好。随着患者身体、言语功能变化，兴趣内容也会出现改变，但是很多患者可以进行很多不包含语言因素的活动。

有些患者的绘画、练字等作品会在自己学习教室的展览会和失语症小组展览会展出，还有的人制作了作品集（图 9 - 2，横张，2014）。这样的展示会和作品集的制作，对于患者本人来说不但可以使自己的生活更有意义，也能增强自信，而且可以激励其他失语症患者，对普通的人也会形成启发。

轻度失语症患者和病情好转的患者中，有人制作自己的网页并在自己的主页上展示照片和绘画作品，有人不断将自己的体验和想法写成博客，还有人把自己的体验总结成书出版。

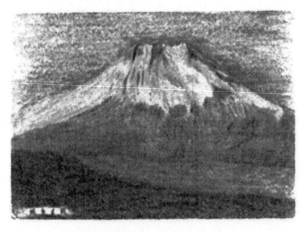

**图 9 - 2　发病 6 年后画的彩色铅笔画**（横张琴子，2014）

### 四、旅行

有的失语症患者将汽车改造成可以单手驾驶，使自己偏瘫之后也可以享受驾驶的乐趣。对于这些患者来说，驾驶的时候，接受驾驶执照中心的考核、接受再次教育等保证安全的措施是很重要的，即使这样，有些失语症患者的驾驶技术比家里其他人都要好，每年会自己开车进行家庭旅游。

近年来，具有无障碍的住宿设施逐渐增多。

1992 年，远藤尚志（言语治疗师）和失语症患者（包括使用轮椅的人）以及工作人员一共 60 人去了伦敦旅行①。旅行团和英国失语症患者进行了交流会。当时用轮椅进行国内旅行的例子也不多，海外旅行更加稀少。现在国内公共交通机构的轮椅辅助措施逐渐增多，很多民间的旅行社也设置了无障碍旅行计划。

**五、外出时的支持**

有时是别人带患者一起外出，有时患者会自己开车，或者一个人乘坐电车、公交或打车外出。国内目前有可以放轮椅的出租车。患者不能理解数字和支付困难的时候，可以用预付卡等方法支付交通费。

一个人外出时，为了防止出现意外，最好让患者带着写有针对失语症患者的处理方法和联系方式的卡片。

图 9-3 和图 9-4 是失语症患者在外出地点出现困惑时使用的卡片。图 9-3 是假设外出的情景，图 9-4 是假设遇到灾难时候的情景，上面写着可以寻求避难的方法和避难场所等的信息。

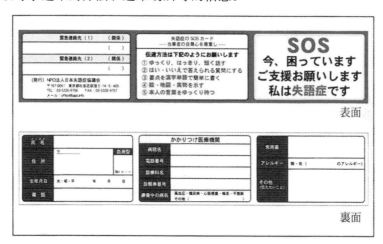

**图 9-3　SOS 卡（NPO 法人日本失语症协议会）**

另外，为了方便帮助一些内脏疾病和肌萎缩侧索硬化、帕金森病等患

①失语症旅行团：从以上所述，从伦敦开始，每年一次和纽约、斯德哥尔摩、悉尼、首尔、多伦多、布鲁塞尔、檀香山、圣弗朗西斯科、秘鲁等地方的失语症患者进行国际交流会。

者，以及怀孕早期等不容易被看出来的人群，东京都设计了被称作"帮助标志"的符号。这些符号除了在公交、电车等地贴示之外，都内的一些市区村镇等地也将同样的符号制作成卡片和钥匙链等进行发放。

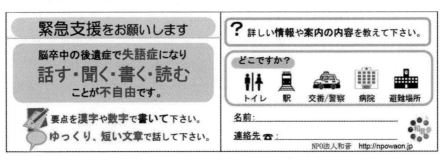

图9-4　紧急支援卡（NPO法人言语残疾人的社会参与辅助助手之会和音）

## 六、就职

就职分复职和寻找新的工作单位两种情况。

### （一）复职

对失语症患者全体复职率各个调查结果都不尽相同，但是都在10%左右（田谷，2011；朝仓，2002）。复职时，本人、家属、主治医生、工作单位的医生（隶属于企业等的医生）、上司（患者单位的主管）之间的联系是很重要的。很多言语治疗师起到听取患者本人和单位上司所说的职务内容，并向患者传达患者本人可以做的业务等媒介作用。

还有的患者可以完全回归到原来的工作单位和原来的职务，但是要根据患者本人的状况和职务内容进行考察，如果实在不能完全回归的话，可以转换工作单位和职务。

复职开始的时候不必全职，可以缩短工作天数和工作时间，与公司商量在工作暂停的时候，进行数次休息，并根据本人的情况慢慢增加时间和工作量，但不要太勉强。另外，回到工作岗位之后也要继续进行康复训练，并由患者本人和言语治疗师一起考虑工作内容和工作量以及时间的分配，这样可以自然而然的一步一步地发展和提高。设定这样的工作方法和考虑，最重要的是要全面理解职务内容。表9-4是原职业部分复职的人1周的情况。

表 9-4 失语症患者 A（50 岁男性）的工作方式

| 1 周的计划 | | | | | | |
| --- | --- | --- | --- | --- | --- | --- |
| | 星期一 | 星期二 | 星期三 | 星期四 | 星期五 | 星期六 | 星期日 |
| 上午 | 医院<br>（言语<br>康复） | | | 医院<br>（言语<br>康复） | | | |
| 下午 | 工作 | 工作 | | 工作 | 工作 | 工作 | 工作 |
| 自营业（洗衣店）的营业日是去店里出勤几小时进行工作。 | | | | | | |

（二）新的工作

失语症患者还可以使用政府的谈话窗口、支持患者去寻找新的工作。根据是否取得身体残疾者手册①，患者工作时间和制度会有不同。因为在日本，根据残疾人雇佣制度，企业具有雇佣一定数目具有残疾证的残疾人就业的义务，部分患者可以利用残疾人制度进行就业。

另外，不管是否回归到原来的工作单位还是开始新的工作，还有利用支持者完成职务进行程序和环境调整的作业指导制度。

（三）福利机构就业

和一般企业工作相比，在福利机构等地方接受支持的同时在福利机构工作，被称为福利机构就业。和一般的就业相比，可以接受更加优质的帮助和支持，而且工作强度也不大，但是因为工资低，所以一些人做这个工作的同时也去寻找自己能做的其他工作，或者将这种形式作为向一般工作过渡的形式来使用。

直接针对失语症患者的作业机构比较少。例如使用电脑自己制作挂历、明信片、失语症训练教材、交流用的商品、启发 DVD 等，或者委托制作、贩卖的地方和开设陶艺制作、饮茶店、画廊等。

就业可以有上述各种形式，但是不管如何，都需要把握自己的残疾程度，并根据自己的实际情况进行调整，如需要考虑是否适应自己的生活节奏、自己是否具有完成一定时间的工作所需的体力和集中注意力、自己是

①所谓身体残疾者手册，是基于国家的法律和标准，认定患者符合视力、听觉、上肢功能、身体瘫痪、心脏功能、呼吸功能等方面的残疾以及程度。从 1 级到 7 级进行区分和设定。根据患者的残疾等级不同，可以接受各种不同的福利服务。失语症患者如果被认定为语音、语言功能残疾的话，就可以拿到手册。

否可以使用公共交通独自上下班等。

### 七、失语症患者进行的启发活动、志愿者活动

要想让失语症患者完成社会参与的任务，不只需要患者本人的努力，周围人的支持和帮助也是非常重要的。首先，让家属和给患者提供服务的工作人员正确理解失语症以及学习交流的方法是非常关键的。

另外，在日本知道失语症症状和交流方法的人并不多。所以如果掌握失语症的基础知识和交流方法的人多起来的话，就能减少失语症患者外出时的担心和焦虑。

目前，在日本的失语症启发活动很多都是由言语治疗师主办，面向普通人的培训班和志愿者培训（例如，失语症对话助手：请参考下文）。在其中也有由失语症患者自己办的启发活动和志愿者活动，下文我们会介绍。

（一）发表和分享体验

失语症病友会的全国大会和言语治疗师团体的集会上，经常会设置发表失语症患者体验的环节。患者可以自己准备好原稿进行发表，也可以由失语症对话助手采访并把患者本人的意思和想法传达到会场。发表经验并不只是可以对一般人有所启发，而且对于失语症患者和家属来说，听了别人的恢复过程和生活情况之后，可以了解和把握今后自己的生活状况，让患者知道"为交流而苦恼的人并非只有自己"，这样可以让患者精神上得到一定的安慰。

（二）失语症讲师

和失语症患者进行交流的关键，并非只有小的讲座，模拟对话技术与实际失语症患者对话中学到的东西会更加有效。在某 NPO 法人失语症对话助手的培训课程上，进行了跟失语症患者的对话练习。在这里，称失语症患者为失语症讲师，在患者本人理解讲座意义的基础上，让他们进行帮助。

对于担当失语症讲师的失语症患者来说，参加讲座是一个可以和初次见面的听课学员进行对话的机会，可以让患者感到非常开心，但是这种心理效果并不只限于此。失语症讲师接受作为讲师的理由，比如"对听课生有帮助"（NPO法人言語障害者の社会参加を支援するパートナーの会和

音：和音通信第 12 号 2010，15 号 2012），这样做对失语症的患者实现社会参与、做出社会贡献具有很大意义。

（三）志愿者活动

虽然患了失语症，但是症状缓解和轻度障碍的患者之中，有些人"想让自己的经验帮助其他失语症患者"，还有些人开始做志愿者。通过这个机会，这些患者阅读了失语症相关的书籍和新闻报道，在外出的时候了解失语症对话助手这个职业。还有些人在复职之后因为周围没有具有相同残疾的人而感觉自己很孤独，在这个时候会想到"其他失语症的人难道没有和自己同样的孤独感么？"等等。

在这样的契机下，一些失语症的患者接受失语症对话助手培训讲座，失语症对话助手在失语症对话小组中进行志愿者活动（NPO 法人言語障害者の社会参加を支援するパートナーの会和音，2015）。

# 第三节　交流支持

就像给不能行走的人使用拐杖、使用轮椅一样，对于交流困难的患者也有特定的工具和辅助方法。

## 一、辅助交流的工具

（一）电脑模拟

利用失语症患者保留的言语之外的信息理解方法。我们通过给患者画图、给患者看交流本等方法，对促进失语症患者的理解，并确认患者的意图是非常有用的。在市面上有很多种类的交流本在卖，但是要根据患者的兴趣爱好和活动内容，将不要的画和照片删除，并增加有用的画和照片，这样可以更好地帮助患者进行交流。

向患者传达医院看病日期相关的内容，确认时间用日历和地点进行确认、问患者时让他用地图和路线图指示、和家人朋友说话时用照片和相册是很方便的。

（二）电子设备

和前文介绍的物品一样，作为利用非言语的信息理解的工具，手机、网

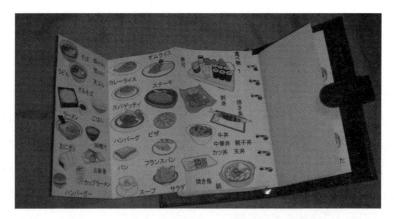

**图 9‑5　交流笔记的例子：为了辅助对话的资源手册**
（NPO 法人言语残疾人的社会参与支援助手会　和音）

络、视频电话也是有用的。手机等相机功能和上述的交流笔记相同，让患者看照片可以促进失语症患者的理解，可以弥补没有现成的交流笔记的情况。

网络搜索功能可以只使用语言的一部分进行搜索就能表示出相关的语句。例如，输入"稻"，就会出现"稻田、稻村、稻川"等名词以及很多人名"和荷、稻穗"等。在和失语症患者对话的时候，我们经常会在遇到不太熟悉的话题，不能很好地给出选项，大概知道但是不能很好地向对方解释等传达信息困难的情况。例如，和对园艺有兴趣的失语症患者说话的时候，我们对园艺商品和花的名字不熟悉。这样的情况就可以使用计算机搜索功能，可以让失语症患者选择从计算机上搜索出来的词汇，使用这样的方法，可以推测失语症患者想说的语言。

和直接面对面相比，只有声音的电话不能看到动作、表情、实物，这会增加和失语症患者交流的困难。但是可以在邮件的附件里添加照片和图像，利用视频、电话等方法，这会让和异地的失语症患者交流变得更加容易。

失语症患者会使用邮件的文字预测功能、引用回复、再发送功能、文字图画等和家人朋友联系。

和声音相比，文字更容易理解，虽然在邮件中打入文字困难，但是可以画图、部分写字的人，也可以很好地使用写字输入软件和笔谈 App 等。

有些人在日常会话没有问题的情况下，为了在工作中不听漏重要的信息，会使用手机和录音笔，将录音反复听（铃木编，2016）。

## 二、失语症对话助手

在前文中有提到，因为交流是人和人之间进行的活动，所以人的辅助和支持是非常重要的。

在 20 世纪 90 年代，日本虽然也普及。身体残疾人的无障碍设施，但是失语症患者由于交流的问题，造成社会参与非常困难。作为解决消除失语症患者交流障碍的方法，在加拿大辅助失语症患者交流的培养"对话助手"的论文在 *APHASIOLOGY* 发表。对此深受感动的社区言语治疗师联系会（东京言语治疗师志向会）的成员，亲自去加拿大参观培训，并在回国之后，成立社区言语治疗师联系会失语症对话助手培训部（现在的 NPO 法人言语残疾者社会参与辅助助手会"和音"）。从 2000 年开始举办失语症对话助手培训讲座。

现在除 NPO 法人"和音"之外，在日本国内的都道府县和市区村镇等行政区的言语治疗师会有 20 多个，均可进行失语症对话助手的培训讲座（NPO 法人言語障害者の社会参加を支援するパートナーの会和音，2008；铃木编，2016）。

所谓失语症对话助手是"理解失语症患者的苦恼和生活不便，以让患者可以顺利地进行交流为目的，成为联系失语症和社会之间的桥梁的辅助者"。

失语症患者中，有人使用之前介绍的交流辅助工具和自己使用的随身地图、宣传单、纸条和其他人交流。但是，自己不能使用的情况下，由相关的人准备工具进行使用是很有必要的。

交流的辅助不只是使用这些工具，说话的方法和听出对方想说的事情的要点也是很重要的。

在失语症对话助手培训讲座上，内容主要为对失语症的原因和症状等基础知识以及交流的方式进行讲座和实际操作。

现在，失语症对话助手起到在失语症病友会等大会上向失语症患者传达会议进行的内容，并把失语症患者的发言向大会全体传达的作用。同时在小组中，进行辅助失语症患者、去失语症患者的家里访问并提供一对一的进行对话的机会等活动（铃木编，2016）。

（佐藤优子　翻译：张亮）

# 第十章 失语症患者(家人)的经验分享

## 第一节 失语症患者故事分享

### 一、用爱抓住幸福

——一个失语症患者家属的心声

我是一名大学教授，有一个幸福美满的家庭：妻子气质高雅，是一家宾馆的管理人员，停薪留职后担任一家茶楼的总经理，聪明伶俐的她业余爱好很多，酷爱书画，师从一位国画大师学习花鸟画，她有一个心愿就是能够在60岁举办自己的画展！另外她还喜欢弹古筝、养兰花、爱茶艺，对烹调也很精通，女儿学建筑艺术设计，大学毕业刚刚参加工作。朋友同事们都十分羡慕，我也非常满足。

天有不测风云，一场突如其来的车祸几乎让我们一家遭受灭顶之灾！2012年3月，我们到张家界参加一位亲戚的婚礼，晚上租了一台旅游巴士上天门山看露天实景剧《天门狐仙》，演出结束下山途中车开不到5分钟，我们的巴士就冲出车道掉落到15m下的深沟，车上18名乘客全都受伤，其中1名男子当场死亡，我妻子头部受到严重撞击导致重度脑外伤，右侧额部、眼眶塌陷，生命垂危！女儿和我也受伤，女儿右肘粉碎性骨折，我的左膝半月板损伤、内侧副韧带撕裂。经过张家界市人民医院及时抢救，开颅清除颅内淤血，妻子在深度昏迷12天后终于慢慢苏醒，但一直意识模糊，直到1个月之后才逐渐脱离危险，后转到中南大学湘雅二医院做了颅骨修补手术，然而右侧眼眶仍然凹陷，双眼聚焦不同导致视物重影和视物模糊，更为糟糕的是她的认知能力、言语能力严重受损，智力水平相当于幼儿，记忆力基本没有。

这次灾难把我打入了深渊，2012世界末日不知道会不会来，但是我知道，我的世界末日来了！为什么啊，要让我们承受这样大的痛苦？为什么啊，妻子这样善良贤淑的人要经历这样的灾难？每当夜深人静，一想到这些心中就一阵揪心的绞痛，止不住眼泪，难道我们的幸福就这样没有了吗？我不甘心，我不甘心！我不停地告诫自己，我不能崩溃、不能倒下，必须要支撑起整个家庭，我一定要想办法挽救我的爱人，不让幸福离我而去，我要努力抓住自己的幸福！

妻子昏迷期间，为了促使她苏醒，除了医院的抢救治疗，我每天还会利用探视时间，带着女儿不停地在她的耳边呼唤，同时按摩足底，刺激她的脚趾和手指末梢，终于用十多天的时间让我们看到了希望：她慢慢地苏醒……之后，这种足底按摩一直坚持了大半年。妻子受伤25天后开始能够发出简单的语句；50天大小便能够自控，并且能够坐起；60天已经能够下床了，看到妻子一天天的变化，我就充满希望、充满动力。

出院之后，为了让妻子的语言能力和认知功能康复，我们找到了省内最好的康复中心——中南大学湘雅二医院康复科，除了每天一次的高压氧治疗，在王如蜜老师等言语治疗师的帮助下，还完成语言、认知康复训练，包括图片识别、文字识别、看图说话、组词造句、记忆游戏、思维训练，等等；同时为了保证康复效果，每次课后王老师都会布置家庭训练内容，老师一再强调融入日常生活的家庭训练的重要性，比如给家里的每个物品贴标签命名、列菜单、写日记、记忆地图、定闹钟记忆、随身笔记、藏物寻找、和朋友聚会聊天等；生活技能训练也很重要，如整理个人衣物、洗衣做饭、烹调茶艺、种植花草等，以逐步恢复她的生活自理能力。另外，恢复妻子的个人爱好也是非常重要的一环，王老师通过我们填写的个人资料了解到我妻子住院之前多才多艺，鼓励她重拾以前的兴趣爱好，不光对语言认知功能恢复有很大帮助，更重要的是让她找到自信、实现自我价值，王老师说："龙姐姐有这么好的底子，不一定能成为中国画家第一人，但一定可以成为中国失语症患者中画画最好的一个！"于是妻子鼓起勇气，重新开始唱歌、弹古筝、练书法、绘画、使用电脑，等等，这些训练项目极大地恢复了妻子的自信心，激励了她对生活的热切希望。有段时间，妻子看到自己镜子中的面容非常伤心、特别烦躁，竟然不想见人，我只好不停地安慰她、鼓励她："我们好不容易才摆脱了死神，获得新生，你一定不能灰心丧气，虽然面容不复从前，但是你还有我，还有女儿，我们都爱你，况且你以前的朋友也不是因为你漂亮才和你交往，吸引大家的地方是你待人接物的雍容气质，还有琴棋书画的蕙质兰心，只要能够将这些爱好慢慢捡回来，甚至是更上一层楼，又有谁会看不起你呢？大家只会更加佩服和敬重你！"康复期间，我尽量让她到以前熟悉的地方去看看，让她多与熟悉的朋友、同事和同学见面聊天，每天都和她讲以前发生的故事和我俩的爱情经历，从而逐渐恢复她的记忆力和社会交往能力……

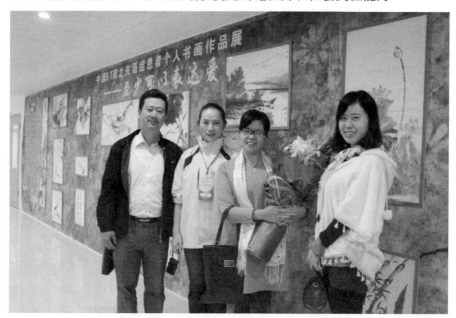

**图 10 - 1　尹海艳、王如蜜老师为石岩妻子办的画展**

半年过去了，9 个月过去了，功夫不负有心人，我发现我聪明伶俐的妻子慢慢又回来了！从之前能抄写词组到写流水日记，到现在能写上千字的日记和作文；从只能简单表达需要到可以和周围邻居、以前同事聊天；从一开始做饭咸淡不分到现在可以为家人做满满一桌可口的饭菜。更重要的是现在的她，在老师们的鼓励下，每天坚持画画、写毛笔字、写日记等，国画、蜡笔画、简笔画一一尝试，作品日渐丰满盈润，日记也越来越有条理，用词也丰富许多，偶尔兴致来了还会写命题作文，尽管还有稍许的语法错误，但相比之前有着天壤之别，现在的妻子，可以独自一人出去买菜，之前的计算障碍也一一克服，我工作繁忙的时候她还独自一人出去参加朋友聚会……妻子带给我一个又一个惊喜，每每想到此，我便感到无比欣慰和幸福，我想一定是不放弃、不抛弃、坚持到底的心态感动了上苍，让奇迹终于出现！感谢每一个帮助过我们的人，感谢陪伴我们的每一个医生、护士、治疗师，是你们用爱心、责任心让我重拾幸福，感谢上苍，感谢我们生活的每一天，我又重新拥有了我的爱人！我们才步入中年，以后的路还很长，我希望以后能为我的妻子办画展，还能帮助更多和我妻子一样的人，如果你身边也有和我妻子一样的失语症患者，也请你不要放弃、不要抛弃，家人是他们最大的精神支柱，最坚实的后盾，我们要发动一切社会资源，在医务人员的指引下坚持康复、快乐训练，我相信通过不懈的努力，我们一定能用爱抓住属于我们自己的幸福，明天一定会更好！

石岩

2013 年 4 月

## 二、浴火重生的梦

——一个失语症患者的心声

我依然清楚记得，2012 年 10 月 23 日的中午，我拿着茶杯的时候，手突然不听使唤，大脑失去意识大概 2 分钟，之后又恢复正常。平常身体健康的我，不以为然，错失去医院的最好时机。当日下午，我突然口不能语，无法站立，意识清醒，但不能自主行动，在旁边的女儿拨打了 120 急救电话，把我送去了医院急救，就这样，我开始了人生的另一个阶段。

我就诊的怀化第一人民医院的病例上这么写着："患者现突发失语，伴有右上肢麻木……"专科诊断："神志嗜睡，失语，反应迟钝，高级智能检查无法进行……诊断：脑梗死。"

我生病前是《边城晚报》常务副总编，妻子在房产局工作，女儿刚研究生毕业，生活是如此的美好。我突发重病，对于整个家庭来说是致命的打击。生活的轨迹彻底改变。在医院的 60 多天里，多亏妻子的悉心照顾，我躺在病床上，无法动弹，妻子帮我擦脸、擦身体、翻身、按摩，按照医生教的方式，不敢有半点松懈，她也快成了半个医生。后来我能够下床走路，能够伸手活动，能够生活自理。但还是有不可避免也不愿接受的后遗症：失语症。家人没有放弃我，我深深地爱着他们，为了家人，我更不能放弃自己。从最开始的一个字，一个词，一个完整句子，到现在可以与人沟通，独立生活。

2013 年的夏天，妻子带我到中南大学湘雅二医院康复科做康复治疗。在医院言语治疗师的帮助下，我完成了语言、认识康复训练，包括图片识别、文字识别、看图说话等言语训练，为了保证康复的效果，每次课后医院还会布置家庭作业，比如给家里的每个物品贴文字标签、列写菜单、写日记等。康复期间，我和家人还有言语治疗师都做了最大的努力，功夫不负有心人，我说话的能力得到了一定的提升。

2013年10月，我参加了中南大学湘雅二医院康复科举办的"中国ST周暨第二届湖南省言语吞咽康复培训班"，在那里，我见到了许多熟悉和不熟悉的老师及失语症患者，我们相互交流探讨。我在"失语症患者及家属讲述言语康复之路"的发言中讲道："第一，把《边城晚报》办好，办出特色；第二，如果康复培训班需要我的话，我志愿当编辑；第三，熊希龄是中国最伟大的慈善家，我争取把《从芷江走出的民国总理熊希龄》一书写完。"5年过去了，第一、第二点我还没有完成，但第三点我做到了，在2017年的时候，出版了我病后的第一本书《从芷江走出的民国总理熊希龄》，这是我从1985年就开始研究筹备的一本书，我终于完稿了。对于病后的我来说，完成几十万字的书有多大的难度可想而知。

由于身体的状况，我选择提前退休。退休的生活可没你们想的那么无趣，我有自己详细的规划，每天会在家有规律地看书，写点材料，筹备自己的新书；在外广交朋友，我不会因说话不流畅就封闭自己，把自己彻底否定，我相信这个世界是充满善意的，总会有人愿意慢慢的听你说话，加上我的肢体语言，我的笑容，并用我的专属语言与大家交流，与朋友畅谈。语言不再是交流障碍，我内心无比的强大，愿意跟大家交流，愿意多认识新朋友，愿意把我的想法跟大家分享，愿意去敞开心扉接受这一切。

一转眼，五年过去了，我的语言能力是没办法回到从前，我真希望这一切只是一场梦，一场浴火重生的梦。但现实总是将我抓回来，有了家人的爱，朋友的支持，我有信心，在未来的每一个五年里，我的语言能力会越来越好。生命不息，努力不止。

杨顺东

2018年2月12日

### 三、《从芷江走出的民国总理熊希龄》后记

研究熊希龄，我是外行。之所以勉强成书，是因为：熊希龄是从芷江走出的民国总理，中国近代和现代史上著名的教育家、实业家、社会活动

家和慈善家，也是一名杰出的爱国主义者；而我及我的父辈、祖辈都是芷江人。少年时期所闻知的那些"熊公"及熊氏家族的奇闻趣事，至今让我难以忘怀"熊公"奋发读书、敢于担当的事迹和他"以天下为己任"的胸襟，对我的成长和为人产生过积极影响。能有这样一位"老乡"实在是三生有幸。如果此生不留下一点有关"熊公"的文字，似乎愧对芷江父老，也愧对自己。

20世纪80年代还在芷江教书时，我就开始与姚奇讨论研究"熊公"的事情，到怀化报社工作后更是留心收集有关资料。在研究之余，曾将调查得来的第一手资料撰写成传记类文章陆续发表，总共四十余篇：其中《妙对娶妻》《智破金龟案》《婚宴上的趣事》载《机智人物故事大观》（1988年），《妙联讽贪官》载《龙门阵》（1986年），《熊希龄趣事》载《人民政协报》（1990年）。《神童熊希龄》系列故事载2003年《边城晚报》。这些文字发表后，得到同行好友特别是芷江父老的肯定。他们的鼓励是我坚持深入研究的又一大动力。

本书于1996年开始筹划，正式动手写作始于2008年。2012年10月，命运实在不佳，稿子才完成1/5时，身体突感不适"口不能言"，大脑一片空白；住院半年多，命总算保住了，却再也恢复不到原来的思维状态。面对重重困难，作为"一介病夫"的我没有想过"放弃"。于是设计专业毕业的女儿成了我的助手。就这样，父女俩合作每天或千把字，或两三百字，写写停停，一路走来，才形成现在这本书稿。老实说这本稿子是拿不出手的，但我已经尽力了，我的女儿也尽力了。望学术界同行和读者朋友，尤其是芷江父老予以宽容。

在本书稿完成之际，我与我的家人不约而同想到一个人：中国研究熊希龄最权威的专家——周秋光教授。我与周先生相识于1990年，他得知我在研究熊希龄后，给予我多方面莫大的支持：首先他作为专家在研究方法上给予指导，所需资料，他总是尽其所有，他没有的则想方设法帮助联系；其次为了我的研究，这十多年来我们始终保持通信交往，我在研究中碰到一些疑惑向他请教，他每信必复。有关熊希龄生平最真实的一些内幕，就是他通过书信披露给我的。我们全家特此表示深深的谢意。

熊希龄的一生，大义凛然，1931年在香山北辛村的熊家墓园为自己筑了生圹，一旦在抗日救亡中倒下，就埋葬在此地，并为自己提前撰写了墓志铭；熊希龄的一生，悲天悯人，堪称"中国慈善之父"。他在 1932 年将自己所有的家产捐出，成立了"熊朱义助儿童幸福基金社"，在中国 12 项慈善事业中仅芷江就有 5 项；熊希龄的一生，伟大无私，1925 年至 1937 年 12 年间，他担任世界红十字会会长，无论是临时性的救灾还是永久性的慈善事业，他都是亲自筹划安排，身体力行，常常奔赴在救灾第一线，他为了慈善事业贡献了后半生的全部心血。

熊公逝世已近 80 周年，他蒿目时艰、尽瘁国事，关怀民瘼、披肝沥胆，舍生忘死、济世救人的一生，无时无刻不激励着我；同饮一江水，同是一乡人，作为晚辈，我有什么理由对社会、对公益事业无动于衷？所以我决定将本书所有收益全部用于公益事业，以尽自己绵薄之力。

本书的组稿与出版是芷江县委、县政府统一安排的，芷江县唐成云等领导花了不少心血；本书写作过程中还得到阳国胜、喻秋霖、唐海军、张远春、储学文、刘楚才、龚卫国、邓运选、邱承、杨健、龚建华、傅湘云、陈英、邱建滨、滕清秀、肖艳平、曾锋、谌孙存等同志的支持与帮助，在此一并表示感谢！

杨顺东

2017 年 5 月

（此为患者发病后所写）

## 四、我的失语症日记

我曾幻想，如果每个人能拥有一种特殊能力，那我想让时光倒流，回到出事前，拥有一个健康的身体和一口流利的语言。我是一名 85 后失语症患者。

2014 年 6 月 24 日是我人生中最黑暗的一天，下午三点多，在云南瑞丽，我载着同事，骑摩托车被中型货车撞飞，当我恢复意识是半个月以后了。

我当场昏迷、呕吐、右耳出血，随即被送往瑞丽市人民医院，医生下达病危通知，必须马上做开颅清除血肿和去骨瓣减压手术。妹妹和同事们闻讯赶来，经过六个多小时手术，医生拿出一块手掌大的头骨，交到妹妹手上，问她要不要留，妹妹说当时心痛至极，身体发肤，受之父母，不忍让爸妈看见。从老家湖南到云南路途遥远，妹妹向家里隐瞒了实情，说是个小手术，但听说是车祸，妈妈在电话那头当场就提不上气来。

6月25日，凌晨又开始呕吐，麻醉后的烦躁不安的反应特别大，妹妹、弟弟还有老家两个哥哥，轮流在我病床两边，握着我的手，安抚着我，防止我伤害自己。

6月26日，高热、脑水肿、痰堵得厉害，上午、下午都要吸痰。吸痰是极其痛苦的，每次吸到我全身抽搐，脸涨得通红，眼泪直流。

6月27日，爸妈辗转多趟交通，从湖南老家赶到医院，妹妹到医院门口接着，提前安抚爸妈，不要太难过，不要在病床前哭，要给我传递勇气和力量，要鼓励我坚强，不要放弃。走到病房，爸妈看到我整个头都被纱布包裹着，脑袋上插着导流管引出瘀血，身上插着氧气和尿管，看起来十分痛苦。妈妈握住我的手，埋头在病床上无声地抽泣，爸爸躲到窗边抹眼泪，那是我长这么大以来爸爸第一次流眼泪。手术后的头几天，我高热不退，肺部感染，头和脸都肿很大，医生说仍有生命危险。爸妈看到我吸痰的痛苦样子，心都揪起来了，阻止医生停下来，可是医生说，如果吸不干净就要切喉，会更加受罪，他们便不敢再坚持。

6月28日，出现脑梗死，脑外伤术后癫痫2～3小时发作一次，脸部一个劲抽搐、歪扭着，尽管手术前医生告知了所有可能的情况，可是每次出现这些症状的时候还是把家人们吓到了。烦躁不安的情绪更加严重，打镇定剂也稳定不下来。住在我旁边的病友，情绪烦躁吵闹的时候，陪护的家人就拿绳子把他们的手和脚绑在病床上。我家人不忍心这样对我，轮流守在病床两边，握着我的手，跟我说话，给我按摩，希望能安抚我的情绪，但是对当时意识不清醒的我并没有什么作用。

7月1日下午4点，病情加重，全身抽搐，身体冰冷，冒冷汗，持续一个多小时。家人看在眼里，心如刀绞，恨不能自己来替我承受这份痛苦。

7月8日，这时候我慢慢地恢复了一些意识，傍晚爸爸把我抱到轮椅上，推到医院走廊透透气，我眼神呆滞，不能说话，也发不出任何声音，身体右半边依然没有反应。妹妹和爸妈说，醒了更加不能离人，一秒都不能，大家都心照不宣，担心我无法承受这突如其来的变故，怕我做傻事。

7月10日，第二次进手术室，做肩膀骨折手术，第二次醒来后，我感觉到了自己的异常，我使尽全身力气，扯着妹妹的衣服，把她拉到病床枕头边，我嘴巴尝试着张了很久，却发不出声音，我很害怕很无助，最后用左手拍自己嘴巴，妹妹明白我想表达什么，安慰我："别着急，医生说只是暂时的，哪天突然就会开口说话的。"

7月15日，弟弟拿着纸和笔来试探我，我发现除了说不出来，我还忘记认字、写字和算数，记忆力也几乎没有。我尝试着搀扶在轮椅上抬抬右脚、右手，扶着爸爸站立，每一个动作我都完成得很辛苦，很吃力，但是看到爸妈充满期望的眼神，我不能放弃，一定要坚持。爸爸每天坚持给我按摩手和脚，希望能改善偏瘫。爸妈和弟弟妹妹仍然坚持守在医院，不肯回去休息，晚上实在熬不住了就铺个凉席在地上躺会儿，不到一个月，家里每个人都瘦了十几斤。

7月19日，出院，第一次照镜子，看着镜子里凹陷的左脑，我的心情很糟糕，经常莫名的烦躁和愤怒，对家人发脾气，不愿意出门，害怕见人。家人想方设法哄我开心，劝我多出去走走，邀请朋友过来陪我聊天。我比划着傻子的样子，告诉他们别人以为我傻了，我看到别人用异样的眼神打量我，我开始努力锻炼身体，我怕某天会被别人当傻子欺负，至少那时我还可以用拳头保护自己。

7月28日，妹妹下班回来，我准备了好久，十分吃力地吐出来两个字"妈妈"，听到我终于开口，一家人笑中含泪。我把妹妹叫成妈妈，不是分不清楚，只是嘴巴好像不受我控制。我思维越来越清醒，听到事故对方不愿意支付医药费，妹妹为了能让我尽早接受康复治疗，东拼西凑到处借钱，昂贵的手术费和治疗费，对于我们农村家庭来说无疑是雪上加霜，朋友劝她尽力就好了，不要给自己太大压力，妹妹说："兄弟姐妹如同手足，缺一不可，我一定会治好哥哥，我们会创造奇迹。"

8月11日，弟弟在网上查找大量关于失语症康复的资料，带着我慕名前往长沙寻求王老师帮助。我进入中南大学湘雅二医院康复科，开始语言康复和肢体康复。王老师和李老师等言语治疗师们耐心地教我练习的方法，看图说话、唱歌、写日记、思维训练、日常生活沟通训练，比如和妈妈一起买菜、记账单等，最初看图发音、数手指头，这些最简单的功课我完成得也并不好。每天上完言语治疗课，我还要接受肢体康复训练，兰老师为我制订康复计划，老师们告诉我，我年轻身体素质好，一定会康复的，可以做一些力所能及的事情，鼓励我尝试自己创业，重拾自信，我对生活又重新燃起希望……

9月5日，弟弟给妹妹打电话商量：带来的钱快用完了，是不是留点路费，出院算了。妹妹坚定地回复：把这个疗程做完，用完最后一分钱，路费另外想办法。

a、o、e、1、2、3……这些最简单的拼音和数学，连小朋友都一学就会，但对我来说异常困难，感觉每发出一个声音都要用尽全身能量，一个数字反复抄写几十遍，第二天又忘记。和家人沟通多半是靠手比划，他们来猜。

出院回到云南瑞丽以后，王老师为了我们能在外地坚持做康复练习，组建了失语症互助微信群，老师们在百忙之中还为我们远程指导，连接各地的病友在微信群里交流。家人一直督促我坚持在家中进行家庭训练，老师们和病友们也一直鼓励着我，我更愿意主动和别人说话了，能够表达的言语也越来越多了。

9月29日，在公园散步时又突发癫痫，全身抽搐，头往一边歪，嘴巴扭曲口吐泡沫，发出异样的叫声，失去意识。病情的反反复复，加上交通事故协商未果，不得不向法院起诉。消极和暴躁情绪侵蚀着我，有时我问家人，为什么要把我救活，让我来承受这么多的痛苦，如果死了就没有痛苦和悲伤。长时间的体力消耗和巨大的精神压力，对家人的身体和精神也是极大的考验，妈妈每天晚上从天黑坐到天亮。

10月14日，出事4个月后，我进行了第三次手术，颅骨修护，医生用钢板帮我复原了头部，医生开玩笑说我是钢铁侠。家人一直悬着的心也终于落地。

2015年4月，长达11个月的诉讼完结，这是出事以后一家人最开心的一天，终于可以回长沙继续做康复了，我畅想着康复以后可以重新工作，回到正常的生活轨道。为了方便照顾我做康复，弟弟在酒店找了一份上夜班的工作，晚上上班，白天陪我去医院，有时我在上课，弟弟守在医院走廊的凳子上坐着就睡着了。爸爸为了贴补家用，跟着货车做搬运工，一家人齐心协力为我治病，为我筹划将来的生活。

现在爸爸带着我回到安化老家创业，爸爸凭多年的养蜂经验，利用安化老家原生态的森林优势，培育着纯天然的蜂蜜。我每天和爸爸去山上看护蜜蜂，坚持锻炼身体，帮妈妈做家务，也有自己的兴趣爱好，我又重新找回生活的希望，对未来充满憧憬。同时说话也越来越流畅，我"脸皮厚"，喜欢主动和人搭讪，也不怕别人笑话，能说的话也越来越多，从开始可以比较流畅地和家人说话，到后来可以和隔壁乡亲说话，从和客户磕磕巴巴介绍生意到流畅谈判价格，现在语言交流基本没有问题了。我想告诉和我同样遭遇的朋友，一切困难和疾病都是纸老虎，你强大它就会越来越弱。

苦难让我们受尽磨难，同时也教会我们坚强和感恩，特别感谢帮助过我们的所有云南瑞丽的朋友们，感谢瑞丽市人民医院的医生和护士，感谢王老师、兰老师、李老师及湘雅二医院康复科的所有医生和护士，在我无助和绝望的时候，你们的善良和温暖，让我们看到希望和美好，给了我战胜困难的力量，我会带着这份感恩对待生活，对待身边需要帮助的人。

杨泽勋

2018 年 1 月 10 日

### 五、我的故事

我是龙泽东，今年 36 岁，因为我的错，我的命是买的，是这样的（注：此为患者原话）。2011 年 10 月 31 日，我没有驾驶证，没有头盔，骑摩托车走错路了，一辆大车撞了我。下午到了会同县人民医院，晚上 3 点做了手术，当时我的脑袋喷了好多脑髓。医生说："我的手术做好了，看他的运气了。"因为当时我的脑髓穿孔了，手术做好后昏迷了 8 天才醒。当时医生和护士看到我，说我昏迷了 8 天还可以活。可是手术后，我的记忆没有了，出院诊断为左颞顶叶脑挫裂伤并出血，左颞顶部硬膜下血肿，外伤性蛛网膜下腔出血，右侧颞骨骨折，右侧头皮损伤。回家 10 天开始出现了癫痫，当时我爸妈好担心我，又到会同县人民医院开了药，吃了药好了一点。

五月后，到长沙中南大学湘雅三医院做颅骨缺损，当时有几位教授看了我的病历，做了 CT。教授说："癫痫我们可以做，但是做以后你的自理能力不好了。"我不同意做癫痫的手术，15 天后出院了。出院诊断：①颅骨缺损。②继发性癫痫。我的病主要表现是：脑外伤后失语，继发性癫痫，智力受损。出院后到中南大学湘雅二医院康复中心，主要对我的记忆、讲话、读书做康复治疗，当时王老师对我很好，每天学习的时间很多。不过，现在已经打工了，因为工厂事情多，作业做不了，现在讲话和记忆比以前好多了。

我现在广州东莞长龙打工，工厂做的是假花。每天 8：00 到晚上 9：00，中午休息 90 分钟。我的工作是做假花的模型，后面就是其他人的工作，他们再在模型上做颜色，添加花和叶子。湖南人在我们工厂有很多，经常有好多乡亲自己炒了菜分享给大家一起吃。

6 年了，我的生命得到了延续。

龙泽东（口述）

2018 年 2 月 9 日

### 六、变成患者的医生

2018 年 7 月 18 日，我发生车祸的时间，是下午上班的路上被车撞的。这个时间是周围的人告诉我的，车祸后 1 个月的事情我完全不知道，对于一个当时可能死亡的人，不知道这个过程其实也挺好的。他们告诉我当时情况严重，手术时医生发现我受伤的位置就是负责语言的区域，所以术后病例上的诊断写着：左额颞叶脑挫裂伤、急性硬膜下血肿并脑内血肿形成、创伤性蛛网膜下腔出血，失语症。刚醒来的时候，我能发声，但是不知道喊我的父母为"爸爸"和"妈妈"。我的宝宝 3 岁了，在我做语言治疗的时候，他对于物品的名称说得比我好。我看见字也不会读，也不会听写。想到自己车祸前给大学生讲课也是我的工作之一，现在自己连小学生都不如。

对于任何一个死后再生的人，刚醒来的时候会有心理的问题，要么是恐惧，要么是痛苦，要么是疑问，总之，自己不知如何继续能正常生活。我是医生，对心理治疗也知道不少，我们平时工作的时候，病人的心理问题会影响疾病的治疗。对于失语症的病人，如果心理出现问题，有可能不会按照医生和治疗师的要求去做相应的治疗，但会影响治疗的效果。所以，对于在工作中一个经常接触死亡的人，也就是我自己，在自己清醒后，对死亡，变得又陌生又恐怖，所以立刻和我的医生说我要去找心理医生做相关的治疗。治疗后治疗师觉得我在康复科的语言治疗中做得更好，语言也恢复得不错，现在已经超过一年了，和陌生人短时间说话时，他们都不能发现我的语言中失语症的症状。

我是一名妇产科医生，工作很忙，每天的工作要说话很多，有时下班时喉咙痛到都不能说话。工作中，不仅说的话很多，而且说的内容不解释给病人，病人听不懂，并且不能说错，说话的功能对医生这个职业非常重要。现在作为一名有失语症的上不了班的"医生"，已经过去一年了，做了这么多年又喜欢的工作现在不能做了，很难过。但是如果我不是医生，对说话的能力要求不太高的话，我都可以工作了。现在时间还短，仅仅一年，希望今后能够能回到以前的岗位。

2019 年 9 月 14 日

## 第二节　失语症患者作品分享

　　此节作品为第一节第一个故事女主人公患病后的绘画作品（图 10 - 2 至图 10 - 7）。

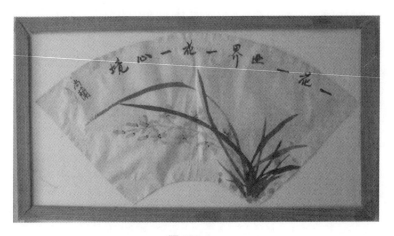

图 10 - 2

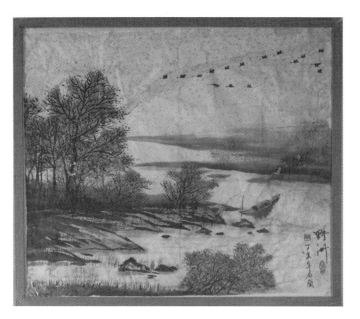

图 10-3

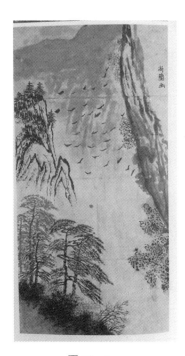

图 10-4

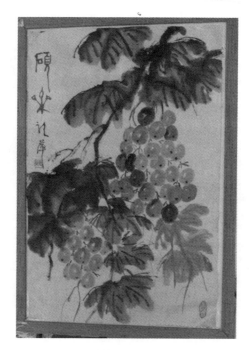

图 10 - 5

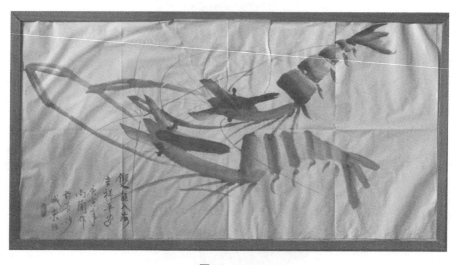

图 10 - 6

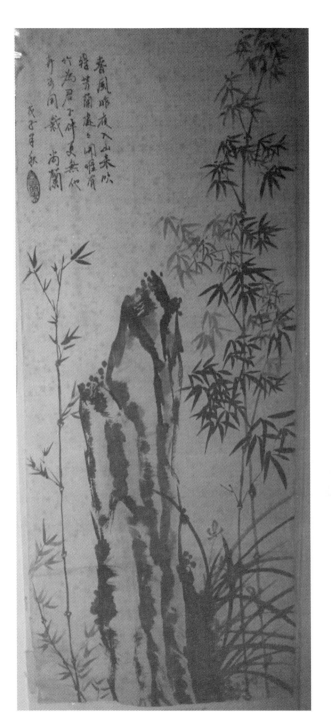

图 10 - 7

# 第十一章　儿童失语症

## 第一节　儿童失语症的定义及原因

儿童失语，和成人的失语一样，是由于后天的脑损伤导致大脑语言区域的损伤而产生的。常见原因如下：

1. 脑外伤　由于交通事故、跌倒或跌落、运动时的瘀伤、虐待等。这是孩子失语的主要原因。

2. 脑血管疾病　脑出血很多是由于脑动静脉血管畸形引起的，脑梗塞通常是由于心脏疾病引起的脑血管堵塞。由于烟雾病等原因引起脑血管闭塞所致脑梗死的病例也有很多。

3. 其他原因　由于流感和水痘等病毒感染导致的脑炎、脑病、脑肿瘤的后遗症，可能会出现失语。

LanduKleffner综合征，即后天性癫痫性失语症，是由于癫痫发作和脑电波异常等原因造成脑损伤继而引发失语症。

（广濑绫奈　翻译：田鸿　庞子建 校）

## 第二节　儿童脑构造与成人脑构造的区别以及可塑性

### 一、概述

在解剖学上，出生时小儿已具备成人脑所具备的沟和回，但比成人的浅，在组织学上也已具备大脑皮质的六层基本结构。出生后无论在解剖上还是在功能上都得到了迅速发展。具体来说，自妊娠最后 3 个月至生后 1.5～2 岁是脑发育的最快时期，也是最为关键的时期。

出生时脑重量 350～400 g，占体重的 1/8～1/9，约为成人脑重的 25%，1 岁时为出生时的 2 倍，达成人脑重的 50%，2 岁时为成人脑重的

75％，显然在最初 2 年内脑发育是快的。

大脑的神经细胞主要于妊娠 18 周分裂增生。在出生时神经细胞已与成人相同，但轴突与树突形成不足，尚未形成大脑各区间复杂的交织，对于脑细胞起支持作用的神经胶质细胞的分裂在生后 3 个月才达高峰，新的神经胶质细胞的形成直到出生后 2 岁，新生儿由于大脑皮质、椎体束发育尚未成熟，而皮质下系统如丘脑、苍白球功能发育较好，一些运动功能是皮质下区进行调节和控制的，因此大脑病变时常不易发生运动功能的改变，甚至有严重的脑疾患也不能被发现。

3～6 岁时，脑的发育仍较迅速，脑重已由 1 岁时的 900 g 增至 6 岁时的 1200 g。神经纤维分支增多加长，这有利于神经元联系的形成。6 岁左右，大脑半球的一切神经传导通路几乎都已髓鞘化，身体在接受刺激后，可以迅速地、准确地由感官沿着神经通路传到大脑皮质高级中枢。大脑皮质各区间增加了暂时联系的可能性，分化作用也大大加强，条件反射的形成比较稳定而巩固。

7～8 岁的儿童大脑半球继续发育，脑重由 6 岁时的 1200 g 增加到 1300 g，接近成人的脑重（1350～1400 g），同时神经细胞体积增大，细胞分化基本完成，神经细胞的突起分支变得更密，出现了许多新的神经通路。大脑额叶迅速生长，使儿童运动的正确性及协调性得到发展。由于大脑的发育，抑制能力及分析综合能力加强，工作能力也逐渐增强。儿童的行为变得更有意识。但这一时期，儿童对第二信号系统的语言和文字反应尚未完善，直观形象模仿能力强，而对抽象概念思维能力差。

9～16 岁儿童，脑重量增加不多，这一时期主要进行着脑细胞内部的结构和功能的复杂化过程。神经的联络纤维在数量上大大增加，联络神经元的结构和皮质细胞结构功能在强烈地发展和形成着，这是联想的、推理的、抽象的和概况的思维过程的物质基础，是大脑功能进一步成熟的标志。

## 二、儿童大脑可塑性的特点

哺乳动物包括人类大脑皮质发育的一个普遍特征是早期突触过量产生，随后经选择有用的突触和"修剪"过多的突触而使突触数减少。这一过程同时也伴随神经元的过量产生和随后的死亡，人类大脑皮质发育过程中，有大量的神经元死亡，其死亡数大约为70%，于出生后0～13周逐渐达到一稳定的数目。出生后第1年内婴儿要接收大量的信息，学习很多知识，如掌握词汇、社会交往等。与此相适应，人类大脑皮质产生过多的神经元和突触以储存信息，使婴儿获取更多的信息。神经系统似乎是通过突触的过量增殖来应对早期经验，再由经验相关的神经活动来选择与功能适宜的突触组合。应用正电子发射计算机断层成像（positron emission computed tomography，PECT）技术对人类脑发育成熟过程进行研究，通过观察发育过程中各种行为能力的形成、突触数量及能量代谢的改变，结果表明脑发育存在"关键期"，与脑的可塑性密切相关。

### 三、儿童失语症与成人失语症语言症状的不同

儿童失语症具有以下特点：

1. 大脑半球的语言支配明显与年龄有关，年龄较小的儿童失语症，由一侧半球支配语言的可能性较小，另一侧半球可能较好地代偿其功能。

2. 在语言恢复的过程中，多数儿童失语症患者初期表现为缄默，这在成人失语症患者少见，缄默存在时间与儿童的年龄有关，即年龄越大存在的时间越长，缄默消失后，言语输出速度慢，说话量少，音量低弱。

3. 儿童失语症的言语输出表现出非流畅特征，极少出现错语和杂乱语。

4. 语言症状因发病时的语言发育阶段不同而异，难以适用成人的失语症分型分类；在检查失语症的同时要检测语言的发育水平，结合儿童的特点制订治疗计划。

5. 恢复的时间与年龄有关，受损者年龄越小，恢复可能性越大，恢复速度亦越快。年龄越大恢复所需要的时间越长，但总的预后明显好于成人。

（田鸿）

# 第三节　儿童失语症的分类

## 一、儿童失语症的分类概述

儿童失语症保留言语理解能力，但是发病之后会由于无言造成非流畅

性表达，出现语法错误和电报文体等传统非流畅性失语的表现（Lenneberg，1967；Hécaen，1976）。

Woods&Teuber等在1978年报告了流畅性病例，国际上又相继报告了与成人失语相似的各种类型和症状。虽然非流利性失语的报告占多数，但儿童也会出现各种类型的失语症。布罗卡失语（Broca aphasia）、非流畅性失语（Guttmann et al，1942；福迫等，1972；Hécaen，1976；板仓等，1981；田中，1981；绵森，1981；Visch-Brink et al，1984；广濑，1995；小坂，2002；渡边等，2004；山岸，2008；广濑等，2012）、感觉性失语［又称韦尼克失语（Wernicke aphasia）］、流畅性失语（Woods et al，1978；田中，1981；Visch-Brink et al，1984；小坂，2002；坂本等，2002；宇野等，2002，2003，2004；广濑等，2012）、传导性失语（浅野等，1994；狐冢等，2005）、命名性失语（宇野等，2010；永春等，2012）、近似经皮质感觉性失语（小嶋等，2010）、从经皮质感觉性失语过渡到命名性失语（狐冢等，2009）、从完全性失语过渡到经皮质感觉性失语（Ikeda et al，1993）、交叉性失语（广濑，1995；Marien et al，2001）、双语失语（坂本等，2002）等类型均有报道。可以看出，虽然有很多非流畅性失语报告，但也会出现其他各种类型的失语。

**二、儿童失语症的临床症状**

关于儿童失语的临床症状，语言理解方面可以保持不变，但发病后立即无言，之后表现为非流畅的表达，呈现语法错误和电报文体的传统临床表现（Lenneberg，1967；HécaeN，1976）。如前文所述，1980年代以后，儿童也可以看到各种类型的失语，表现为与成人失语相同的症状。根据Van Dongen等（2001）在5篇论文中报告的125个病例中，非流畅性病例占66%，流畅性病例占34%，非流畅性所占的比例较多。Reinvang（1984）的报告显示儿童失语流畅性非流畅性的比例与成人案例的比例相似。流畅性失语中出现的语言症状包括音韵性错语、语性错语（Visch-Brink et al，1984；中岛 et al，1987；宇野 et al，2002，2004）、新造词（Visch-Brink et al，1984；狐冢，2003）等。关于慢性期是否会残存症状，各种报告不同，观点也不一致。

（广濑绫奈 翻译：田鸿 庞子建 校）

### 三、儿童失语症合并高级脑功能障碍

儿童失语症的智商一般正常或略低于正常，回归家庭或学校后有时会有如下表现：此类患儿非常温顺，与同龄伙伴能一起玩耍；对于新技能的热情和尝试大大减低；需要更多的赞扬；更需要他人的关爱；有的孩子会出现一些强迫症状，如一定要按次序摆放物品等。部分儿童在学业上有困难，表现为文科科目如外语、历史、地理等难于理科科目如数学。尽管评估结果显示语言功能在正常范围，但学习、理解课本的一般意义及根据学到的知识解决新问题方面会有很大的问题。简而言之，就是此类儿童可以重新获得发病前的语言能力，但不能获得新知识。这种情况也常见于成人失语症患者，但因为很少要求成人在学业上有所进步或学习新知识，所以这一方面对成人的影响远不如儿童那么大。智力损伤的直接原因不是失语症，而是由于脑损伤影响了除语言外多项活动的神经处理机制。

### 四、儿童失语症的检查方法

在国内目前还没有针对儿童失语症的特定检查方法，目前我们在做儿童失语症检查时常用的检查量表如下。

（一）语言发育迟缓检查方法

语言发育迟缓检查法是日本音声言语医学会语言发育迟缓小委员会以语言障碍儿童为对象，于 1977 年开始研制试用，1980 年通过试案 1 并发表，于 1987 年对 238 名儿童进行测试取得正常数据，增加了语言前阶段的检查项目，1989 年正式更名为符号－指示内容关系（Sign-Signature Relations，S-S）语言发育迟缓检查法，简称 S-S 法。检查法由 3 个侧面组成，即符号形式－指示内容的关系、交流态度、与语言有关的基础过程。适用于各种原因引起的语言发育迟缓，原则上适合 1.5～6.5 岁的语言发育迟缓儿童，有些儿童的年龄已超出此年龄段，但其语言发展的现状如不超出此年龄段的水平也可应用。S-S 法不适合听力障碍为原因的语言障碍。

（二）盖泽尔智能发育检查（Gesell development diagnosis scale，GDDS）

GDDS 是美国儿科医生和心理学家 Gesell 于 1947 年发表的。Gesell 认为，婴幼儿的行为有两大类，一类是身体发育，如俯卧、坐、站、走、抓物、捏物等；另一类是智能发育，如微笑、视、听、对事物简单的分析－综合能力等。该量表是基于婴幼儿这两方面的成熟、变化而制订的。应用

该量表可测出儿童发展的成熟年龄，并经转换分别得出发展熵，作为最后的评定指标。可应用 Gesell 发育量表检测得到的发育熵判断儿童是否有智力发育迟缓。

（三）0～6 岁小儿神经心理发育检查量表

该量表简称儿心量表，由首都儿科研究所编制，可进行大运动、精细运动、适应能力、语言、社会行为 5 个功能区的检测。早期采用儿心量表评估儿童的智能发育，结果一目了然，简单易懂，操作简单，易于掌握，全程需时 20～30 分钟，能早期发现发育偏离儿童，可作为婴幼儿早期干预的依据。

（四）韦氏儿童智力量表－第四版（Wechsler intelligence scale for children-4th edition，WISC-Ⅳ）

WISC-Ⅳ于 2003 年在北美公开发行和使用，与以往韦氏儿童智力量表相比，第四版不再使用单一的言语量表得分和操作量表得分来笼统概括儿童的智力水平，而是提供了言语理解（verbal comprehension）、知觉推理（perceptual reasoning）、工作记忆（working memory）和加工速度（processing speed）四大分量表的索引得分以及一个全量表得分。这样更加细化的分类使得这一测验的结果有助于更精确的临床诊断。心理学工作者和特殊教育工作者可以更直观、更具体地判断出被试是否在某一特定的认知功能方面有障碍或缺陷。韦氏第四版智力量表与以往的韦氏量表相比不仅仅是更新和扩大了常模，其设计理念的改进、记分方法的改变都使得该测验的结果更有助于心理学和特殊教育工作者做出更准确的解释和临床判断。

（五）皮博迪图片词汇测验（Peabody picture vocabulary test，PPVT）

PPVT 是美国智能缺陷协会（American association on mental deficiency，AAMD）所介绍的常用智能测试方法之一，最初由美国的邓恩夫妇于 1959 年发表，在 1981 年、1997 年、2007 年进行修订，目前最新版为 2007 年的 PPVT-4。PPVT-4 量表测量受试者听读词汇的能力，评估其语文能力，或用作初步评量儿童智能的筛选工具。包括有甲式和乙式两个复本，每个复本有试题 175 题，每题以 4 幅图画呈现在一页上，儿童听读词汇后，指出其中一幅图为答案，是一份趣味性高的测验工具。一般而言，先根据受试者的年龄找到测验起点，以连续答对 8 个题数的区间作为基础水平，基础水平以下之题目全部视为做对，再往上做到连续 8 题中答错 6 题为止，此即为最高水平。1981 年的修订版本在上海市区进行标准化测试，制订了试用常模换算表。适用于 2.5 岁以上儿童到成人。PPVT 测试是评价儿童感受性词汇理解能力的有效工具，在语言障碍领域它有重要用途。由于测试时不需要被试者讲话，是一种理解型的词汇测试，所以对各种原因表失说话能力（如失语、脑瘫），或说话、表达能力薄弱（如口吃、智能低下、胆怯孤僻等）的人特别适合。PPVT 需要单独测试。PPVT 具有较高的内部一致性和再测稳定性，测试容易。但由于形式单一，儿童在测验中容易失去兴趣和耐心。而且测试材料采用平面黑白图画，不同的儿童对图画的熟悉程度可能不一样，因而也可能影响测验效果。

（六）交流手段检查

可参考成人失语症沟通有效性指数（communicative effectiveness index，CEI），是一种问卷式调查，需要被试者对自身目前在特定的日常交流情境中沟通技能的有效性进行主观分级，从"完全不能"到"与发病之前大致相同"，在 0～100 mm 进行标记。在训练一段时间后将患者表现进行比较，可以看出患者沟通技能的变化。特定的日常交流情境包括：引起某人注意、参与同患者有关的小组谈话、适当的时候用是/否回答问题、交流患者自身的情绪、可以明确表示能否听懂别人对他/她说话的内容、可以同朋友和邻居进行下午茶式的自由交谈、可以深入探讨某些问题、等等。

（七）造句检查

可参考汉语标准失语症检查中的"画面描述、漫画描述"等检查。

（田鸿）

## 五、儿童失语症的治疗

儿童失语症的主要治疗即为言语治疗。根据损伤情况采用不同的治疗技术。可以让孩子完成面部肌肉练习、词复述、命名、参与促进实用交流的活动、学习使用符号语言、应用闪视卡、读写训练等。除言语治疗外，尚需应用其他医疗处理如手术降低脑外伤后的颅内压、药物控制 Landau-kleffner 综合征的癫痫发作等。言语治疗的训练场所选定在光线充足、安静的室内，要避开视觉和听觉上的干扰，最好是在有隔音设施的房间内进行。一般30～60min/次，3～5次/周，3个月为1个疗程。以一对一训练为主，适当的集体训练，以增加患者的自信心和兴趣。

（1）理解训练

1. 听觉训练。

2. 手势训练。

3. 实物刺激。

4. 图片刺激。

（二）表达能力训练

1. 命名训练　将实物或图片逐一放在患儿面前，让患儿命名，也可给予视觉刺激，口型提示。

2. 复述训练　患儿随治疗师进行口述，根据患儿水平，选择单词、短句、儿歌、故事等，注意让患儿观察治疗师的口型，注意听治疗师的音准。

3. 书写训练　从抄写开始，将字卡放在患儿面前，让患儿抄写，听写日记单词或看图片让患儿写出有关单词，能完成的，进行短句、长句、短文的听写，或让患儿看情景画写出其内容。

4. 实用交流能力的训练　以日常交流的内容为训练课题，选用训练材料接近现实生活。治疗师多采用提问式，引发患儿的交流欲望，采取综合训练如手势、画图、游戏的方式，也可将几个水平相等的患儿放在一起训练，模拟日常生活的场景，如看电视、乘车等。并扮演各种角色表演游戏，增加趣味性。

（三）语音训练

1. 发音器官训练

（1）唇运动训练　治疗师要指导患儿进行张口、伸舌、噘嘴、鼓腮等唇部运动，且要反复练习；训练时应面对镜子，为患儿模仿及纠正口型提供方便，通过唇训练为患儿发双唇音做准备。

（2）舌运动训练　教师应指导患儿尽可能将舌伸出，并进行反复伸缩训练，同时指导患儿用舌尖顺时针及逆时针舔上下及左右唇角，20～30次/d，5～10min/次。

2. 发音训练　在患儿可正确进行上述动作后，治疗师则要指导患儿进行长时间伸舌、闭合双唇等动作，然后指导患儿进行无声构音运动训练，最后指导患儿发音。发音应由易到难，逐渐向单词及短句过渡。

3. 辨音训练　治疗师应通过播放录音、口述等方式让患儿掌握正确的发音方式，也可通过画图的方式使患儿认识到发音机制及发音部位，使患儿了解导致发音错误的主要问题，从而逐渐培养患儿的辨音能力。

4. 语言、音量训练　音调低、音调单一是失语症患儿的常见症状。因此，训练治疗师应耐心地告知患儿导致这一问题的主要因素，同时通过乐器音阶变化等方式训练患儿不同发音。同时，治疗师通过吹气球等方式来延长患儿呼气时间、增加患儿发音动力，从而增强患儿音量控制能力等。

（庞子建）

## 六、家庭环境调整

目前国内有相关的早期干预家庭支持服务，如残联系统所做的一些早期的家庭康复指导，但是由于各方面的因素，其服务范围、服务对象、服务期限受到很大的限制。因此政府及相关部门应加强相关福利政策的保障，为有需要的儿童家庭支持服务做较为合理的规划，为低收入的失语儿童家庭提供经济上的支持，通过相应资金的投入来发展失语儿童康复的相关专业人员及治疗机构，建立失语儿童康复的信息共享平台等，以期构建较为完善的早期干预家庭支持系统。

失语儿童家庭支持系统的构建需以家庭需求评量结果为依据，对失语儿童家庭需求进行全面的评量，包括家庭的需求、失语儿童的需求及家庭的环境评估三大方面，同时应注重家庭成员需求的表达，关注家庭的优弱势，才能设计适宜的个别化的家庭支持系统，以保证支持系统的可行性。在失语儿童的早期的康复中，家长带着孩子背井离乡，四处求医，为了孩子康复，有的家长要放弃工作，要放弃家庭的娱乐生活，这些使得失语孩子家长面临着很大的压力，生活质量大大降低，但是失语的康复并不是一两天可以解决的。这需要更多的家长、专业人员、医疗机构等认识到失语儿童家庭康复的重要性，加强对失语儿童家庭康复的指导，提升家长的能力，减轻家长的压力，充分发挥失语儿童家长的核心力量。失语的康复需要家长的参与，这样才能保证康复的疗效。而很多家长在医院中经常面临着不知道孩子在治疗室里做什么，使得家长没有学到任何训练技巧与康复技术，因此一天一小时的康复疗效是不明显的。需要加强家长与专业人员之间的合作，专业人员为孩子做康复的同时，还要将康复的技术教会家长，家长也要积极地与专业人员沟通与协作，这样才能保证疗效，促进孩子的康复。

## 七、家长指导

大部分的研究表明，儿童失语症总体预后较好，通过语言训练，95%以上的患儿可以取得较好的训练效果。其中脑外伤恢复最好，脑炎恢复稍差，癫痫、中毒性脑病患儿恢复较差，需要时间较长，故仍需进行适当的家庭训练。家庭是失语症儿童最好而且最自然的语言运用场所。家庭日常生活中有熟悉的实物与环境可供训练。家里有现成的锅、碗、勺、盆等器具，学习这些器具时，把孩子带到器具前，指给孩子说：这是锅、这是碗……通过实物及熟悉的环境，孩子更容易理解。家中发生的事有固定的，也有随机的，但都是最自然的最接近生活的。在家庭生活当中，随机发生的事很多，家长可以碰到什么教什么，孩子喜欢什么教什么，引导孩子进行学习。如××正在吃饭，××正在看电视，妈妈正在洗衣服，可以告诉孩子这是谁的衣服，为什么要洗等，围绕一件事可以展开许多言语内容。失语症儿童在家庭中的语言训练不受时空限制，随时随地可以训练。如吃饭前，家长可以有意识地叫孩子拿几个碗、几双筷子、摆上几条凳子。这样不仅帮助失语症儿童增强了接收和理解语言能力，也相应提高其语言的使用能力。所以家长要留意身边的每一件事情，尽量把家变成失语症儿童在比较自然的状态下运用语言的最佳场所，让孩子在日常生活中反反复复练习，失语症儿童的言语就得到了强化和巩固，这样练习有利于失语症儿童对语言的重新掌握。家长对失语症儿童的指导教育贯穿于失语症儿童康复的整个过程之中。在康复机构中的失语症儿童只能待1~3个月，有时并不能在如此短的时间内获得较好的治疗效果。而家庭则不同，家庭中对孩子的教育在某种程度上可以说是无限期的。有些家长将希望全部寄托在康复机构的治疗师身上，认为康复机构可以包揽一切，代替家长去照料和教育孩子。殊不知失语症儿童康复机构在失语症儿童康复过程中虽起着重要作用，但大量的练习、自然的言语培养尚需要家长艰辛的努力。家长在失语症儿童康复训练中，应遵守一定的原则和方法。失语症儿童能否说话，说得好与差，与家长训练方法的掌握程度密切相关。因为失语症儿童和家长相处时间很长，家长有最多的机会教失语症儿童说话。那么家长如何才能掌握好训练方法呢？首先，家长要调动失语症儿童开口说话的积极性，利用日常生活中每一个有利时机，有意识地对失语症儿童进行听觉语言训练，让其多看、多听、多说，让失语症儿童在不知不觉中接受教育，掌握语言。比如：饭前饭后可以问"你洗手了吗?""你吃饱了吗?"等等，并一定要让孩子回答。其次，要有意识地把周围环境布置得能引起失语症儿童的某种欲望和联想。例如：把家中的某一处布置成植物角、动物角、玩具世界等，或者让失语症儿童每说一句话在情绪上都有一种愉快的体验。例如：当孩子的要求得到满足时，家长一定要问"高兴吗?"要让孩子从情绪上表现出来。这样既增添了孩子的生活情趣，又锻炼了他的表达能力。最后，要为失语症儿童创建一定的语言环境。有的家长在辅导孩子时，把孩子摁在椅子上，拿出老师写的练习本，让孩子不停地读，孩子说不好就打，这是绝对错误的。孩子会产生抵触情绪，应当尽量以"游戏"为主，调动失语症儿童的积极性，在自然的状态下学习，提高语言使用率。总之，失语症儿童语言康复训练并非一朝一夕就能够成功的，但只要家长们能够正确对待孩子语言功能受损这个事实，抓住有限的时间，及时干预，运用科学方法与手段，一定能使自己孩子的语言康复达到一个理想的程度，让孩子回归家庭及社会。

此外，在儿童失语的康复中，对患者父母的支持也是很重要的。父母对孩子的成长抱有很大的期待，本来顺利成长的孩子突然罹患失语症，家长承受了不可估量的痛苦，这就需要有能够理解孩子家长的复杂心态、分享心情的支持者。

语言治疗师需要向儿童的父母、兄弟、祖父母等详细讲解语言症状和应对方法，以便家人能够更好的理解和支持失语症儿童。

（以下为具体例子）

妈妈："'那个''那个'太多了，一句话都说不出来……"

语言听觉师："那是失语症的症状，叫做"找词困难"。可以想孩子问问题，○○？△△？也可以举具体例子提问或用 Yes-No 回答哦。"

哥哥："我问 A 换玩具的时间，A 说'3 点'。可才 2 点，我继续玩玩具的时候，A 哭着生气了……吓了我一跳。"

语言治疗师："我觉得弟弟 A 说错了 2 点和 3 点。可能会说错数字或单词，是失语症的症状，叫做'错语'。以后可以一边指着手表一边说：

'是 3 点吗?'确认，或让 A 边指时间边回答也不错啊。"像这样，倾听父母和兄弟在生活中感受到的东西，将言行与残疾和症状结合进行解说，建议采取可取的应对。家人一边烦恼一边操碎心应对，接受并努力同失语症儿童相处，做解说和建议是很重要的。而且，想确认失语症的孩子本人没有恶意，最困扰的是孩子本人。同时，重要的是要分享儿童哪些方面与发病前一样，以及孩子的努力，帮助父母怀着希望养育自己的孩子。

（田鸿）

### 八、儿童失语的预后

儿童失语的恢复，早年认为比成人失语恢复更快、更完全（Lenneberg，1967）。但是，1980 年代以后，认为儿童失语患者即使恢复到可以通过语言进行沟通的水平，也和成人失语一样会有失语症状的残存，恢复也是缓慢且不完全的。

儿童回归社会的地点大多是学校，报道表明，继续上学的病例中，很多患者的学校生活也会出现适应困难。具体表现为：很多患者出现学习困难，注意力不集中和控制困难等行为（Alajouanine et al，1965；田中，1981；板仓等，1981；加我等，1981；棉森，1981；Cranberg et al，1987；Cooper et al，1987；松本等，1988；坂，1988；长畑，1989；大西等，1989；浅野等，1994；中岛，2002；小坂，2002；Lauterbach et al，2010；Kojima et al，2011；广濑等，2012）。

在日本的进藤等（2005）的调查中，报道了 36 名儿童失语症患者，其中大部分患者恢复到可以用语音语言进行交流的水平，但与人的关系很困难，命名障碍。与平假名和片假名的学习相比，还有很多孩子对学习字有困难，除了言语方面的障碍之外，还有注意力集中困难，短期记忆问题，理解障碍等导致学习困难，它影响了阅读、写作、计算，进而由于这些困难随着升学出现更加明显的学习困难倾向。

在学校就学的失语症儿童，有的在普通班级，有的在特别关怀（支援）班级（Cranberg et al，Cooper et al，1987；广濑，2012；进藤，2005），也有从普通班级变更为特别照顾（支援）班级的情况（福迫等，1972；田中，1981；绵森，1981；小坂，2002；Gout 等，2005；广濑等，2012）。

另外，担心在疾病或事故前后比较自己的能力，产生二次障碍，也需要心理支持（小坂，2002；进藤等，2005）。

为了正确理解孩子们的失语症状，并实践相应针对性的支持，医疗与教育协调是很重要的。语言治疗师必要时向学校老师写报告书，访问学校等，或治疗师与学校合作。有必要提出失语这种语言障碍、注意障碍、记忆障碍等合并的高级脑功能障碍的症状以及各自的具体应对方法。

儿童失语与成人的失语相比，可以进行日常对话的情况较多，后遗症的语言功能障碍的实际情况可能很难看清。通过医疗和教育的合作，根据孩子的残疾实际情况进行学习和心理方面的支援，为毕业后的社会参与提供继续支援也很重要。

（广濑绫奈　翻译：田鸿　庞子建 校）

# 参考文献

[1]DAVIS G A，WILCOX M J. Incorporating parameters of natural conversation in aphasia treatment//R Chapey (Ed)，Language intervention strategies in adult aphasia. Baltimore，Williams & Wilkins，1981：169 −193.

[2]FRANKLIN，S. Dissociation in auditory word comprehension：evidence from nine fluent aphasic patients. Aphasiology，1989(3)：189−207.

[3]HELM-ESTABROOKS N，ALBERT M L. Manual of aphasia therapy. Austin：Pro-Ed，1991.

[4]HOLLAND A L. Communicative abilities in daily living（CADL）. Baltimore：University Park Press，1980.

[5]KASHIWAGI T，KASHIWAGI A. KUNIMORI Y，et al. Preserved capacity to copy drawings in severe aphasics with little premorbid experience. Aphasiology，1994(8)：427−442 .

[6]KAY J，LESSER R，COLTHEART M. Psycholinguistic assessments of language processing in aphasia（PALPA）. Hove：Lawrence Erlbaum Associates，1992.

[7]LURIA A R. Traumatic aphasia. Mouton，The Hague，1970.

[8]MMARSHALL J C，NEWCOMBE F. Syntactic and semantic errors in paralexia. Neuropsychologia，1966(4)：169−176.

[9]MARSHALL J C，NEWCOMBE F. Patterns of paralexia：a psycholinguistic approach. Journal of psycholinguistic Research，1973(2)：175−199.

[10]SARNO M T. The functional communication profile：Institute of rehabilitation medicine. New York：New York University Medical Center，1969.

[11] SCHUELL H，JENKINS J J，JIMÉNEZ-PABÓN E. Aphasia in adults：diagnosis，prognosis，and treatment. New York：Harper & Row，1964.

［12］SPARKS R W，HELM N，ALBERT M. Aphasia rehabilitation resulting from melodic intonation therapy. Cortex，1974(10)：303－316.

［13］WEPMAN J M. Recovey from aphasia. New York：Ronald Press，1951.

［14］WHITWORTH A，PERKINS L，LESSER R. Conversation analysis profile for people with aphasia（CAPPA）. London：Whurr Publishers，1997.

［15］Cahana-Amitay D，Albert ML，SUNG-BOM P，et al. Language as a stressor in aphasia. Aphasiology,2011，25(2)：593－614.

［16］CODE C，HENSLEY G，HERMANN M. Theemotional impact of ahpasia. Semin speech Lang,1999,20(1):19－31.

［17］ELMA R J,BERNEIN E E. Psychosocialaspects of group com-munication treatment［J］. Preliminary findings Semin speech Lang，1999,20(1):19－31.

［18］Mary Purdy. Multimodal communication training in aphasia：a pilot study. J Med Speech Lang Pathol. Sep1，2011，19(3):45－53.

［19］ELMAN R J，BERNSTEIN-ELLIS E. Theefficacy of group communication treatment in adultswith chronic aphasia. J Speech Lang Hear Res,1999,42(2):411－419.

［20］池育君. 失语症及相关神经性沟通障碍. 台北:华腾文化股份有限公司,2018.

［21］汪洁. 失语症的小组治疗. 中国康复医学杂志,2003,18(6):367－369.

［22］鈴木勉.失語症のグループ訓練　基礎と122の課題. 三輪書店. 東京. 1994.

［23］王荫华. 西方失语症成套测验(WAB)介绍(二). 中国康复理论与实践,1997, 3(3):135－140.

［24］李胜利,肖兰. 汉语标准失语症检查法的编制与常模. 中国康复理论与实践,2000, 6(4):162－164.

［25］李胜利. 简式(36项目)Token测验介绍. 中国康复,2000,15(2):111.

［26］上田敏.ICFの理解と活用─人が「生きること」「生きることの難儀さ（障害）」をどうとらえるか:きょうされん. 東京:萌文社,2005.

［27］种村纯,长谷川恒雄. 失语症言语治疗例的改善模式.失语症研究,

1985(5):11−18.

[28]黒田洋一郎．大脑的高级脑功能修复与再生的机制．失语症研究,1996
(16):1−8.

[29]绵森淑子,竹内爱子他．实用通信能力检查:CADL．东京:医齿药出版,
1990.

[30]安積園子,柏木あさ子,柏木敏宏．呼称と漢字音読の過程−失語症者
の訓練経過．失語症研究,1981(1):86−98.

[31]藤林眞理子さん,長塚紀子さん,吉田敬さん,など．失語症患者言語の
SALA失語症検査:Sophia分析。千葉:エユー,2004:30−31.

[32]藤田郁代,物井寿子,奥平奈保子,など．失語症語彙検査(TLPA):単
語の情報処理の評価.千葉:エスコアール,2001.

[33]柏木あずさ,柏木敏宏．失語症患者の仮名の訓練になにわな．漢字を
当てはめて利用してみよう,1978(19):193−202.

[34]笹沼澄子,伊藤元信,綿森淑子,など．失語症の言語治療．東京:医学書
院,1978.

[35]佐藤ひとみ．臨床失語症学．東京:医学書院,2001.

[36]保木勉,物井寿子,福迫子．失症患者に於いて、仮名文字法の開発−字
1文字ですが表に出ている単音用語を当てはめていたとはし、キルギ
ニングの意味で思い出していた方法−．音声言語医学,1990(31):
159−171.

[37]綿森淑子.失語症.//福迫陽子、伊藤元信、笹沼澄子.言語治療マニュア
ル．東京:医歯薬出版,1984:72.

[38]綿森淑子,竹内愛子,福迫陽子,など．実用コミュニケーション能力検
査.東京:医歯薬出版,1990.

[39]NPO法人言語障害者の社会参加を支援するパートナーの会 和音．
改定失語症の人と話そう．東京:中央法規出版,2008.

[40]鈴木勉．重度失語症の言語訓練．東京:三輪書店,2013.

[41]全国失語症友の会連合会東京支部．ある日突然に失語症との闘い．
東京:支部報臨時号,2006.

[42]鈴木勉．大人の失語症と子どもの失語症．東京:NPO法人日本失語
症協議会,2016.

[43]朝倉哲彦,浜田博文,種村純ら. 失語症全国実態調査報告. 失語症研究,2002(22):241−256.

[44]NPO 法人言語障害者の社会参加を支援するパートナーの会和音:和音通信第 12 号,2010.

[45]NPO 法人言語障害者の社会参加を支援するパートナーの会和音:和音通信第 15 号,2012.

[46]横張琴子. 八王子言語聴覚士ネットワーク10 周年記念講演資料.「生命の灯ふたたび」,2014.

[47]NPO 法人言語障害者の社会参加を支援するパートナーの会和音:和音通信第 22 号,2015.

[48]ALAJOUANINE T, LHERMITTE F. Acquired aphasia in children. Brain,1965, 88 : 653−662.

[49]浅野紀美子,滝沢透,山口俊郎. 後天性小児失語症における音読学習. 失語症研究, 1994, 14(4):265−272.

[50]坂京子. 左脳障害の発達神経心理学(Ⅱ):後天性失語を呈した2 症例. 小児の精神と神経,1988, 28:123−130.

[51]CRANBERG L D, FILLEY C M, HART E J, et al. Acquired aphasia in childhood: clinical and CT investigations. Neurology, 1987, 37 (7): 1165−1172.

[52]COOPER J A, FLOWERS C R. Children with a history of acquired aphasia: residual language and academic impairments. Journal of Speech and Hearing Disorders, 1987(52): 251−262.

[53]福迫陽子,沢島政行,岩沢俊三. 耳性硬膜下膿瘍より失語症をきたした小児の一例 ―特に言語症状について―. 音声言語医学,1972, 13(1): 94−103.

[54]GOUT A, SEIBEL N, ROUVIèRE C,et al. Aphasia owing to subcortical brain infarcts in childhood. Journal of Child Neurology, 2005, 20(12): 1003−1008.

[55]GUTTSMANN E. Aphasia in children. Brain, 1942, 65: 376−383.

[56]HéCAEN H. Acquired aphasia in children and the ontogenesis of hemispheric functional specialization. Brain & Language,1976, 3(1):

114-34.

［57］黄欢,金荣疆.国内近十年脑损伤后认知障碍康复研究概况.中国康复理论与实践,2008,14(2):105-107.

［58］胡继红,王跑球,张惠佳,等.363例脑瘫患儿童 Gesell 发育量表测试结果分析.中国康复理论与实践,2007,1(13):1108-1109.

［59］広瀬明美,進藤美津子,加我君孝ほか.交通外傷による左利き小児失語症における発話の回復過程.音声言語医学,1995,36(2):265-273.

［60］廣瀬綾奈,吉永勝訓,吉野眞理子.失語のある子どもたちの復学に関与する要因の検討.リハビリテーション連携科学,2012,13(2):126-134.

［61］IKEDA M, TANABE H, YAMADA K, et al. A case of acquired childhood aphasia with evolution of global aphasia into transcortical sensory aphasia. Aphasiology, 1993, 7(5): 497-502.

［62］ISABELLE R. Acquired aphasia in children. Journal of Child Neurology, 1995, 10(4): 267-270.

［63］板倉秀,田並年子.頭部外傷による後天性小児失語症の1症例.音声言語医学,1981,22(3):259-266.

［64］加我牧子,武井道子,水野美彦.心因反応を疑われた9歳女子のもやもや病による運動性失語症.小児科診療,1981,44(9):1463-1466.

［65］小嶋知幸,三村將.失語症の回復と脳の可塑性.MEDICAL REHA-BILITATION,2010,118:31-41.

［66］KOJIMA T, MIMURA M, AUCHI K, et al. Long-term recovery from acquired childhood aphasia and changes of cerebral blood flow. Journal of Neurolinguistics, 2011, 24(1): 96-112.

［67］狐塚順子,宇野彰,前田知佳子.会話時に質問文を復唱的に用いて答える行動が特徴的な小児失語の1例.音声言語医学,2009,50(3):183-189.

［68］狐塚順子,宇野彰,北義子.字性錯語の自己修正が特徴的な小児失語の一例.言語聴覚研究,2005,2(3):141-147.

［69］狐塚順子,宇野彰,北義子.新造語と錯語を呈した小児失語症1例の

経過. 音声言語医学，2003，44：131－137.

[70]小坂美鶴. 後天性小児失語症の臨床像と教育的配慮の必要性につい
て. 聴能言語学研究，2002，19(2)：104－112.

[71]LAUTERBACH M，DA COSTA R G，LEAL G，et al. Recovering
from acquired childhood aphasia（ACA）－20 years later，learning a-
bout the neuroplasticity of language. Behavioural Neurology，2010，23
(4)：195－197.

[72]LENNEBERG E H. Biological foundations of language. John Wiley &
Sons Inc，1967.

[73]佐藤方哉，神尾昭雄，訳. 言語の生物学的基礎. 東京：大修館書店，
1974：153－196.

[74]李胜利，冯定香，秦江天. 儿童失语症评价与预后初探：6 例分析. 中国康
复理论与实践，1996，2(2)：76－78.

[75]MARIEN P，ENGELBORGHS S，PAQUIER P，et al. Anomalous
cerebral language organization：acquired crossed aphasia in a dextral
child. Brain & Language，2001，76(2)：145－157.

[76]松本幸子，林耕司，大塚顕. ライ症候群による小児失語の1 例. 失語
症研究，1988，8(1)：1－9.

[77]永春幸子，稲葉雄二，本林光雄，など. 急性脳症後，後天性読字障害
を呈した6 歳女児例. 脳と発達，2012，44(6)：482－486.

[78]中島雅史. 頭部外傷による子どもの後天性失語症の1 症例. 聴能言語
学研究，1987，4(1)：25－31.

[79]中嶋敏子. 後天性小児失語症の4 例. 聴能言語学研究，2002，19(2)：
96－103.

[80]神経心理学的検討. 神経心理学，1989，5(1)：56－64.

[81]大西幸子，小島千枝子，横地健治. 文字習得困難をきたした後天性小
児失語症の1 例. 失語症研究，1989，3(4)：279－284.

[82]Reinvang I：The natural history of aphasia，in Rose FC（ed）：Progress
in Aphasiology// Advances in Neurology，vol. 42. New York：Raven
Press，1984：13－22.

[83]坂本和哉，宇野彰. 小児のbilingual aphasiaの1 例. 音声言語医学，

2002，43(4)：391−395.

［84］進藤美津子. 小児の高次脳機能障害：後天性小児失語症を中心に. 神経心理学，2005，21(2)：110−115.

［85］田中美郷. 大脳における言語機能の形成とその障害：言語発達遅滞と小児失語症を中心に. 耳鼻と臨床，1981，26(1)：164−173.

［86］宇野彰，春原則子，金子真人，など. 発達性ディスレクシアと後天性大脳損傷による小児の失読失書 ―特に漢字書字障害について―. 音声言語医学，2010，51(3)：245−251.

［87］宇野彰，新貝尚子，孤塚順子ほか. 大脳可塑性と側性化の時期：小児失語症からの検討. 音声言語医学，2002，43(2)：207−212.

［88］宇野彰，春原則子，金子真人ほか. 小児失語と言語発達の臨界点. 神経研究の進歩，2003，47(5)：694−700.

［89］宇野彰，孤塚順子，豊島義哉ほか. 小児失語症における回復の経過：SLTA 総合評価尺度による分析. 失語症研究，2004，24(4)：303−314.

［90］VISCH-BRINK E G，VAN DE SANDT-KOENDERMAN M. The occurrence of paraphasias in the spontaneous speech of children with an acquired aphasia. Brain & Language，1984，23(2)：258−271.

［91］VAN DONGEN H R，PAQUIER P F，CRETEN W L，et al. Clinical evaluation of conversational speech fluency in the acute phase of acquired childhood aphasia：does a fluency/nonfluency dichotomy exist? Journal of Child Neurology，2001，16(5)：345−351.

［92］綿森淑子. 小児失語症の長期的予後. リハビリテーション医学，1981，18(6)：347−356.

［93］渡辺真澄，筧一彦，種村純. 文の音読において助詞の探索が見られた小児失語の1 症例. 高次脳機能研究，2004，24(1)：21−28.

［94］WOODS M T，TEUBER H L. Changing pattern of childhood aphasia. Annals of Neurology，1978，3：273−280.

［95］吴海生. 实用语言治疗学. 北京：人民军医出版社，1995.

［96］吴正文，肖农. 儿童失语症（附 24 例报告）. 中国当代儿科杂志，2002，4(5)：415−416.

参考文献

［97］山岸敬. ミトコンドリア脳筋症後に重度ブローカ失語を呈した中学
生の改善過程. 高次脳機能研究,2008，28(1)：11－19.

［98］HBCAE H. Acquired aphasia in children：revised. Neuropsychologia，
1983,21(6):581－587.

图书在版编目（ＣＩＰ）数据

失语症实用训练手册 / 王如蜜，（日）铃木勉，田鸿
主编． — 长沙 ： 湖南科学技术出版社，2022.6
ISBN 978-7-5710-1220-5

Ⅰ．①失… Ⅱ．①王… ②铃… ③田… Ⅲ．①失语症－
治疗－手册 Ⅳ．①R767.6-62

中国版本图书馆 CIP 数据核字(2021)第 185759 号

SHIYUZHENG SHIYONG XUNLIAN SHOUCE

**失语症实用训练手册**

主　　编：王如蜜　[日]铃木勉　田　鸿
出 版 人：潘晓山
责任编辑：王　李
出版发行：湖南科学技术出版社
社　　址：长沙市芙蓉中路一段 416 号泊富国际金融中心
网　　址：http://www.hnstp.com
湖南科学技术出版社天猫旗舰店网址：
　　　　　http://hnkjcbs.tmall.com
邮购联系：0731-84375808
印　　刷：长沙市宏发印刷有限公司
　　　　　（印装质量问题请直接与本厂联系）
厂　　址：长沙市开福区捞刀河大星村 343 号
邮　　编：410153
版　　次：2022 年 6 月第 1 版
印　　次：2022 年 6 月第 1 次印刷
开　　本：710mm×1000mm　1/16
印　　张：13.75
字　　数：205 千字
书　　号：ISBN 978-7-5710-1220-5
定　　价：46.00 元